JN027786

Cancer is a Fungus

がんは真菌

イタリア人医師が発見した、
苦しみから解放されるがん治療法

トゥリオ・シモンチーニ

笠井節子：訳

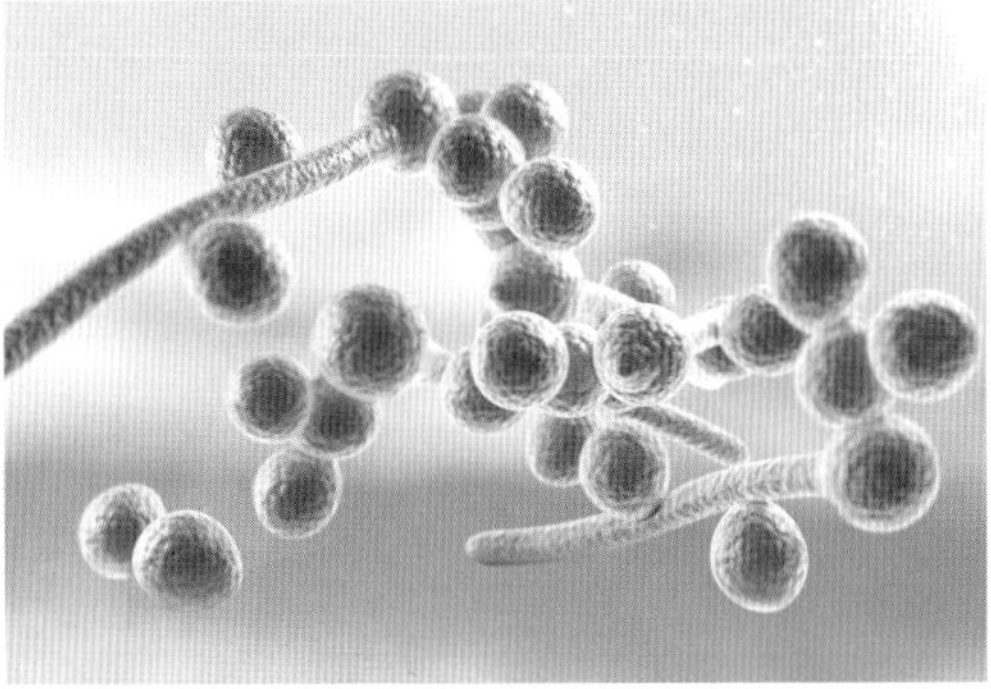

現代書林

CANCER IS A FUNGUS

COPYRIGHT 2005 DR. T. SIMONCINI
ALL RIGHTS RESERVED.
ORIGINAL ITALY EDITION PUBLISHED BY
EDIZIONI LAMPIS
JAPANESE EDITION PUBLISHED COPYRIGHT 2022 BY
GENDAISHORIN PUBLISHERS CO., LTD, TOKYO

翻訳本の出版にあたって

シモンチーニ博士はイタリアの最高学府、ローマ大学の腫瘍学博士である。がん専門の外科医であったが、長年に渡る研究により、がんは真菌感染による生体の防衛反応という結論に至った。それゆえ、博士はほぼ無害かつ殺菌力の強い重曹を用いた施法を部位ごとに編み出し、実際、それは著効をもたらした。博士の晩年、最終的には95％以上の治癒率というエビデンスを生み出したのである。

しかし、ノーベルどころか本国イタリアの医師会も世界のがん学会も論文さえ目を通さず、デタラメ、インチキと決めつけ、イタリアの衛生局（日本の厚労省）は、博士に再三、重曹を用いるのをやめ、抗がん剤を基本とした国の意向に沿うよう警告した。

しかし博士は目の前の患者のために無視し続けた。実際に治るのだから、誰が何と言おうと人の命を救うことが先決、絶対にそれを優先せねばならない、というのが博士の信念だった。結局――、博士はイタリアでの医師免許を失うことになった（セルビア国では正式な医療行為の行える医師として認定されている）。

外国の政府機関にとやかく言える筋合いでも身分でもないが、なんという傲慢な態度であろうか。真摯な論文を、検証することもなく、一流大学の博士号を持つ現役医師を、ペテンと決めつけ医学界から葬り去ったのである。

しかし残念ながら、この態度は日本でも見られる。「がんが真菌(カビ)？　重曹で治る？　バカを言え」と言いたくなるのは無理もない。日本においても半世紀以上にも渡り、がんには手こずってきたのだから。しかしここで、試してみるだけ試してみようか……とお考えいただけないだろうか。

私は、博士の監修本を執筆しただけの立場であり、医師ではない。体を全体の面からみるホリスティック医学の見地から研究する一介の民間療術師に過ぎない。しかし数十例のがん患者を治癒に導いてきた。偶然、との仰せもあるだろう。だが医学においては1例でも治れば一つのエビデンスである。本来、病気が治るのに偶然というものは存在しない。何らかの要因があって治癒となるのだから。仮にそれが立証しにくい「心のあり方」によるものであろうと、本来は研究すべき対象の一つのはずである。「それこそ、自然治癒力、体の免疫力がしっかりしていた人だからだろう」と、反論されそうだが、しかし、がんがそう甘くはないことはご承知の通りである。

むろん、重曹は生体内での安定性は低く、がん巣に直接触れなければ効果は薄い。それゆえ、いかに病巣に必要量を届けるか、という技術の開発に博士は半生を費やした。

しかし、重曹を用いたがん治療は、昭和30年の大阪大学の論文に始まり、最近では米ニューヨーク大学の研究チームがネイチャーに真菌関与の可能性を発表するなど、それを示唆する論文は数多く存在し、メジャーにならなかっただけで論拠がないわけではなく、むしろ大いに見直して推進すべきという医師や学者も少なからずいるのである。

シモンチーニ博士の見解通りがんが真菌感染によるものならば、２００４年に慶應大学と国立がんセンターが論文を出した「メベンダゾールががん細胞を縮小させた」というのも容易に説明がつく。ゾール系薬剤は、主に駆虫薬として認可されているが、本来は抗真菌薬としても開発された薬剤だからだ。全てのゾール系薬剤ががんに有効というわけではなかろうが、フェンベンダゾール（認可上は動物の駆虫薬）で、末期がんが数日で奇跡的に治った人を私は幾人も知っている。むろん、人に勧められるものではないので、本人が勝手に取り寄せて飲んだり浣腸したのであるが、腹膜のがんですら、数日で10キロもの腹水が小水となって出て腹部は元通り……という例も私は如実に見たのである。

　慶應大とがんセンターのこの論文は、「寄生虫とがん細胞の代謝が同じで……云々」とある。勿論、その通りなのであろうが、がんの発生が真菌（カビ）によるものと考えれば、そのように難しく考える必要はない。なぜなら、寄生虫は殆どの菌やウイルスより生命力が強い。その寄生虫を殺せる薬剤なら、むろん全てではないが、多くの菌やウイルスが死んでも不思議はないからだ。がん細胞を殺すだけなら、家庭用の漂白剤でも死ぬらしい。しかし、それでは体も同時に死んでしまう。要は、真菌が死ぬ毒種かつ、体の力や免疫力を落とさないもの、ということが重要と思われる。

　さて――シモンチーニ博士はイタリアでは医師の資格を失ったが、ローマ大学の腫瘍学（医学）博士であり、私とは格も立場も何もかも違いすぎる。その博士が私に訳本の解説を任せた（許可した）のには理由がある。博士は、重曹だけががん治療になるとは言っていない。重曹ががん治療に有益なのは紛れもない事実であるが、がんを治すためには他にも様々な要素が必要であり、また、医師に対しては注意すべき点が多々ある。その考え方が合致したからである。それについては、２０１９年に出版した博士の監修本『イタリア人医師が発見したガンの新しい治療法』をご参照いただきたい。ただ治療法だけに目を向けてもがん患者の全ては救えない。その罹患する原因や、心の状態（精神状態）も重要だからである。免疫系の最高中枢は自律神経である。恐れや不安を抱えながら免疫が上がることは少ないことは、医師なら皆ご存知のことだろう（なのになぜ、告知制が義務なのか？　なぜ医師会は声を挙げないのか？）。がんと言われて不安にならない人などいるだろうか？

また、現代社会はストレス毒を含め、化学薬剤による毒物で溢れている。体内毒素の蓄積が、真菌によらない腫瘍の形成をしていても不思議はないと思われる。毒素は組織を変性させるからである。しかしここで問題なのは、がんというものの正体が明確でない以上、病院の判断によっては「がんの一種――つまりがん」と診断され易い。そしてこれらには重曹もゾール系薬剤も効果はない。真菌が原因ではないのだから当然であるが、外科医である博士の長年の経験によると、真菌感染による（シモンチーニ博士いわく本物のがん）の殆ど、少なくとも多くの場合は、初期では一様に白く、進行するにつれて、腫れあがったように赤みを帯びる、それが本物の（進行性の）がんだ、とのことである（むろん例外はある）。

私は、物事の本質とはシンプルなものであると思う。どの角度から見ても、矛盾のないもの……

それが、真実であると考える。似て非なるがん（俗称がんもどき）を除き、心臓と脾臓にがんができないのはなぜか？　結核菌が生体内で勢力を保っているうちはがんができないのはなぜか？　弱アルカリ性を保つ生体は酸性体質より発生率が極端に少ないのはなぜか？　高熱を出すと、数日でがんが一気に消えることがあるのはなぜか？　これらは細胞の変異説で説明がつくのでありましょうか？　シモンチーニ博士によると、真菌に関して現代科学で判明していることはわずかで、しかも生体内で真菌を観察することはほぼ不可能であるため、博士ご自身、まだ仮説と言いつつも、真菌の感染による防衛反応と考えれば、転移は勿論、先のなぜ？　は全て容易に説明がつくのである。

本書は、医師や専門家ではない一般の方も読まれると思うが、中には医師もお手にとられることと思う。そのような本の序文を、私ごときが務めるのは僭越であることは重々承知している。しかし、シモンチーニ博士から託された「がん治療に必要な急所と総論」をお伝えすることは、前作を任された私の責務であろうと考えた。

医師の方々から見れば、私は無学の徒である。しかし、誠に僭越すぎるたとえであるが、坂本龍馬も一介の浪人であった。「志」だけが、当時の重要な人物を動かし、結果、国が動いた。龍馬の1000分の1でも捨て石になれば本望と思い、医師はもとより読者諸兄の失笑を買うことを承知の上、あえて筆を執った次第である。

なお、繰り返しになるようだが、シモンチーニ博士の目的、つまり本書の役目は「がんは真菌（カビ）ということを伝えることにある。がんが真菌ならば要するに感染症の一種であり、今までの免疫を落とす治療は見当違いということになり、根本的に是正されなければならなくなる。感染症ならば免疫を上げることが第一優先となるからだ。博士が重曹を直接がん巣に届けることによって治療してきたのは、当時は手段がそれしかなかったからであり、それゆえ、本書は重曹がテーマのように感じられるかもしれないが、博士ご自身、重曹にこだわらなくてよいと述べている。なぜなら真菌が原因ならば、安全かつ、真菌を合理的に殺せる薬剤を開発すればよいだけだからだ（実はもうすでにある）。つまり早々にがんは終わるのだ。プロトコル（手法・処置法）が大事なのではない。がんという正体の、根本の「認識」が重要なのである。本書はそのために存在すると言ってよい。

本書は大変難しい内容である。多くの読者は途中で読むのを挫折するかもしれない。しかし、それでもよい。読める章、気になる章だけ読んでも構わない。特に素人の方は全てを把握する必要はない。もう一度申し上げる。博士の用いたプルトコルが重要なのではなく、本書の目的の全ては「がんは真菌感染」という理解にある。どうか気負わずお読みください。

最後に、シモンチーニ博士監修の拙著にご紹介した、マハトマ・ガンジーの名言を今一度ご紹介申し上げて、ご挨拶とさせていただきます。

「偽り（誤り）が、どれほど繰り返されようと真実になるわけではないし、真実を、どんなに見ようとしなくても真実でなくなるわけではない。偽りが多数派であろうと真実にはならないし、真実が少数派だろうと、真実は真実なのです」

多くのがん患者が本書によって希望をもち、治癒に導かれますように。

２０２２年5月

ホメオスタシス臨床家　世古口裕司

Preface

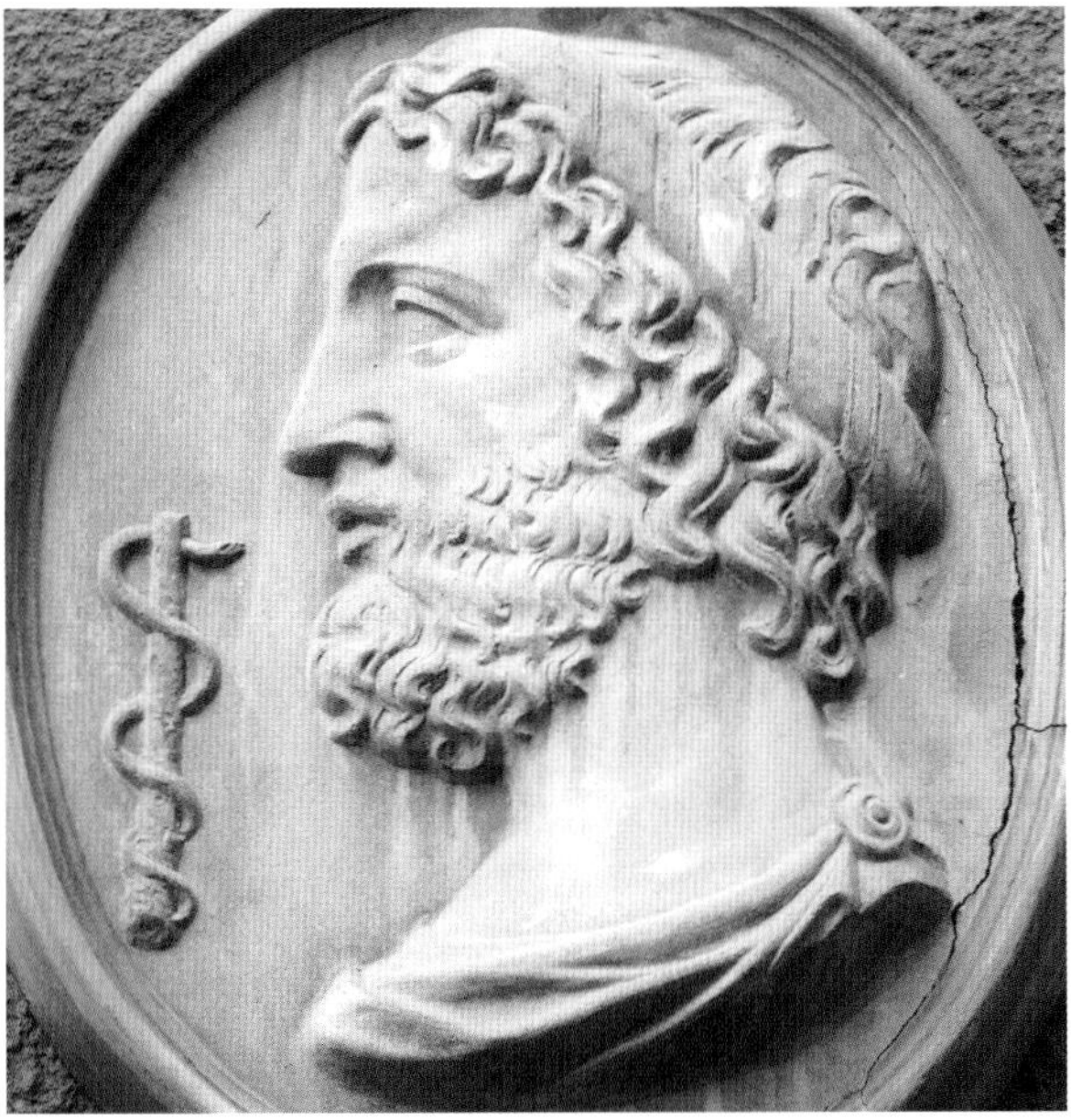

ギリシャ神話　アスクレピウス

序文

過去100年間における現代医療の目覚ましい進歩は人類を様々な病から効果的に守り非常に重要な業績を収めたことは間違いありません。

知識の統合、公衆衛生の意識、健康教育、化学や物理学の分野における科学的発見など重要な要素は過去における不明瞭な医療行為に終止符をうち、新しい医療の幕開けをもたらしました。

薬理学の発展と外科技術、高性能医療機器の進化は科学界の高度化の表れであり、世界の人々の健康状態を大幅に改善させる礎となりました。

1800年代からタイムトラベラーが訪れたとしたら、現在の公衆衛生を目にして非常に驚くに違いありません。

ですが昔の人々が医療に求めたものは、現在の医学的問題を経験している我々の時代とは全く違うものであります。我々が獲得した健康のレベルは決して安定や納得できるものではなく、満足のいく水準に向上させることが常に求められています。

そのためには絶えず注意を払い、間違いと歪曲を排除し、悪用を防ぎ新しい解決法を考案しなければなりません。何年にも渡り、多くの人々が薬の有効性が失われつつあると感じるようになり、より医療の向上が求められるようになりました。時代遅れの概念に固執するあまり革新的な医療知識の基盤を構築する概念を提案することが困難になっています。

行き詰まった理論的構造に活力を与え、時代に合った新しい哲学、研究、実践が行えるようにする必要が以前にも増して求められています。

我々の住む高度で厳しい要求が求められる社会では、物理や化学の知識だけではあらゆる病気と闘うことができません。人間の永続性、完全性を考慮した治療法を研究そして導入する必要性は我々の社会でますます高まっています。そして現在の限定され、時代遅れの治療法では治せない変性疾患や慢性疾患に十分対処できる幅の広い医療経済学が必要とされています。

20世紀には比較的若く健康な人々に発症する亢進性疾患や病気がちな老年層に発症しやすい無力症などの疾患が発生しました。

このような疾患は社会的、科学的に大きく影響を与えていますが、一方で医学的な見解は理論的に変貌を遂げた病気を理解することに追いついていません。むしろ長期的な大きな視野を持って病気を理解するのではなく、逆に近視眼的に極端に専門化し、即効性だけが優先されています。

この姿勢は治療の行き詰まりを示唆しています。理論や幅広い視点の欠如が新しい身体的な病気の治療を困難にさせ、今のところ症候学的、そして部分的な病原性分析のみ行われています。同時に測定が難しい精神的、霊的側面を含め個人全体の原動力を考慮する必要があります。

人間は身体と魂により顕現され、健康に大きな影響を与えています。正統医学はこの概念を受け入れていませんが、医師や専門家はこの概念を新しい治療の礎として考慮する必要があるでしょう。正統医学ではない書物、証言の中でこのことが記述されるようになり、混乱と諦めが漂う腫瘍学の分野においても多く目にするようになりました。

治療薬の失敗は特に腫瘍学において顕著であり、症候学的なアプローチには限界があるため薬の有効性理論は破綻しています。現代腫瘍学の軍馬とも言われる遺伝学の有効性は薄れ、酵素や受容体などの数限りない治療と共に断念する瀬戸際に立っています。むしろ、すでに失敗していると認めるべきなのですが、遺伝学以外の治療法の研究が現時点では見つからないのです。科学的に弁明ができず、今もなお膨大な経済的、科学的、人的資源を無駄にしています。

ではどのような道を歩めばよいのでしょうか。腫瘍学にはびこる無知に光を灯す最小限の論理的要素はどこにあるのでしょうか。

多くの専門家は、特に生物学者はダーウィンの理論を生物の進化に適用することにより変性疾患であるがん、循環器疾患、精神疾患などに新しい治療法をもたらすと考えています。一般的に変性疾患は環境的、遺伝的要素が引き起こすと信じられていますが、この考えはそうではなく、感染症が原因であるとしています。

変性疾患の原因は従って医学を科学的な領域へと導いた微生物学の中で見つけることができます。

ですが細菌学を除いて残念ながらウイルス、サブウイルス、真菌の病原性の研究領域の知識はいまだに限定的です。

近年、生物学的実体に専門家が注目をするようになり、事実、人間と共存する寄生虫の「無害な共生関係」は以前より疑問視されるようになりました。変性疾患と微生物の密接なつながりをより明らかにするためには、微生物学の過程を改定する必要があります。

真菌学という菌類の学問は謎に包まれた分野ですが、真菌学こそ、がんの解明の鍵を握っていると確信をしています。

数々の証拠が真菌学は正しいと示しています。

例えば不治の病と考えられている皮膚病、乾癬は真菌として治療され、有機体の不治の病と考えられているがんは、症候学的に全身性カンジダ症と一致し、さらにがんと真菌は強い遺伝的関連性があります。あらゆるがんは植物界の真菌が原因であることを、上述の要因が裏付け、そして支持しています。

カンジダ菌種の真菌感染症はがんの発生機序の解明をもたらしてくれるでしょう。それゆえ、がんを完治させるための唯一の研究として推進させるべきです。

私の経験からがん治療に最も有効な物質は重曹です。長年に渡り非経口投与、直接静脈、動脈、腹腔、胸腔など組織へ重曹溶液を投与する治療法で、数多くの患者さんのがんの縮小やがんの完治を確認してきました。

非常に壊滅的で多様性のある病気と言われるがんと闘うために、革新的そして合理的な治療法をこの本を通じてご紹介することが望みです。

私は近い将来、真菌ががん発生機序に関与していることが認められると確信をしています。そして様々な医療機関の協力を得て、一層効果的な副作用のない抗真菌薬や治療法が開発されれば、人類を苦しめてきたがんを速やかに乗り越えることが可能になると信じています。

2005年10月12日　ローマ

腫瘍学（医学）博士　トゥリオ・シモンチーニ

Contents

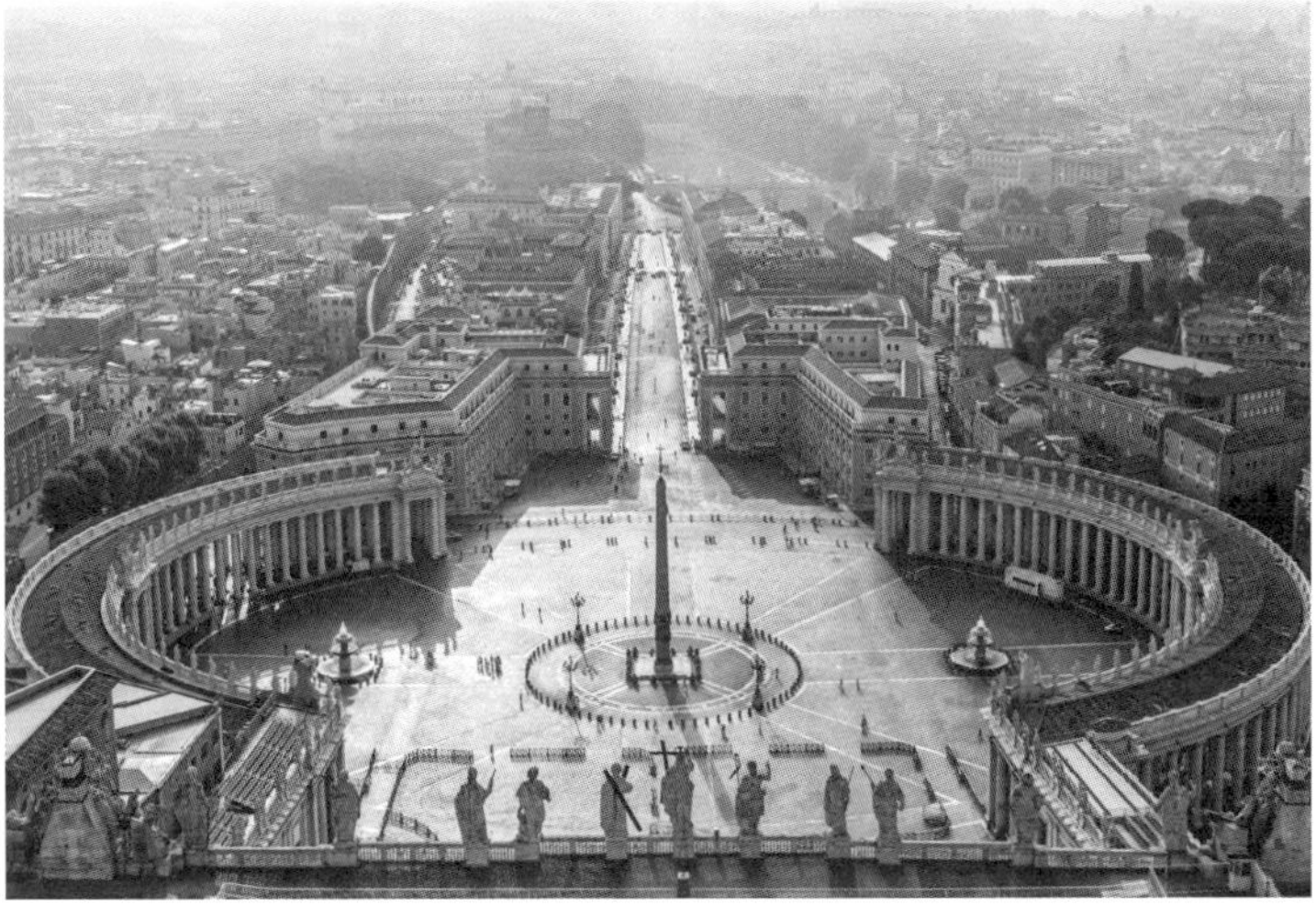

バチカン

Chapter 1

Chapter 2

Chapter 3

Chapter 4

Chapter 1

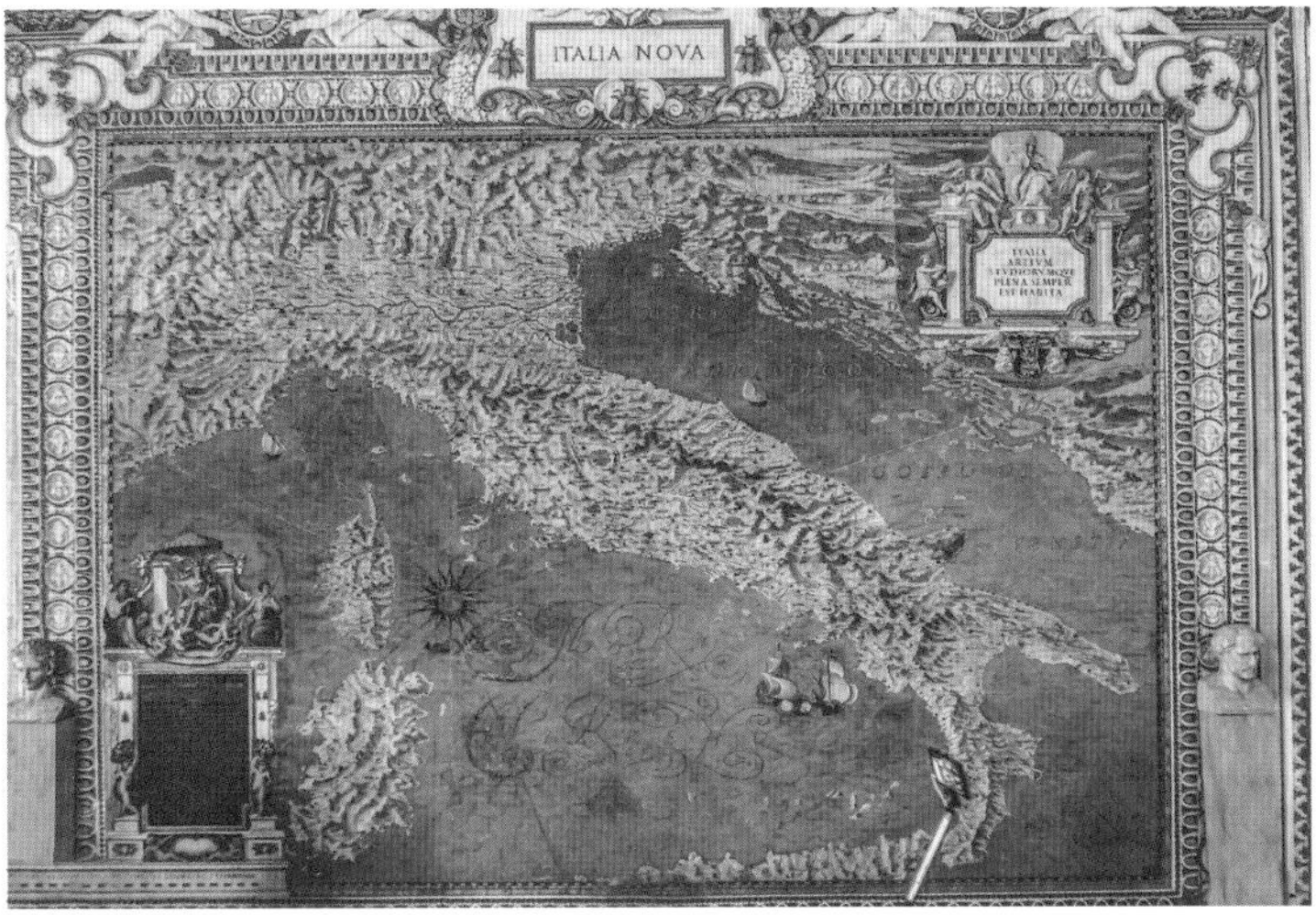

バチカン美術館　地図の部屋

なぜがんはいまだに克服できないのでしょうか

多くの人々は、がん研究は長年行われているのになぜいまだに克服できない病気なのであろうかと疑問を抱いています。

がん研究が十分な科学的な根拠に基づいていないことが原因ですが、それ以上に最善の解決策を見出す自由と創造性を支援しない世界中の社会的、文化的体制に原因があると考えます。

政治色の濃い大学の体制やカースト制度のような専門家の階級、認定された機関のみへの財政援助、既存の政治的、文化的勢力の情報独占など、これらの要因全てが社会で最も創造的で豊かな人材による画期的ながん治療開発を妨げています。がんは克服できる病ですが、時代にそぐわない社会的な体制が世界中の多くの人々を慢性的に苦しめ、生命を脅かしています。

以前、がん患者さんが私に助けを求めてきました。がんは真菌であると説明をすると、こう私に話してくれました。

「先生のご説明に納得いたしました。がんになってはじめて健康のありがたさがわかりました」

がんを克服するには、まず深く根付いている社会文化的現状を是正しなければなりません。マスメディアによる一般大衆への先入観、固定観念、従順な態度の植え付けもあり、考える力、分析、革新的な精神が封じ込められています。

従って、がんとの闘いは2種類に分類ができます。

①物理的な病気との闘い
②精神的な闘い

②の特権を維持したい、社会の固定観念により新しいことへの挑戦を躊躇するなどは精神的な要素なため、乗り越えるのには長期を要しますが、物理的な病気を克服することができます。

新しい画期的ながん治療開発を妨げる要素として、偽医者や非道徳な人は実際に存在しますが十分な理由にはなりません。

治療の有効性は何が基準となり、どのように評価されるのでしょう。誰に優劣を決める権利があるのでしょうか。

「信頼できる科学的治療法」と公式の腫瘍学は考えられていますが、腫瘍学の専門家、医療従事者こそがん治療の優劣の評価に不適切です。半世紀以上にも渡り失敗をし、苦痛や悲しみだけを生み多くの人が亡くなりました。しかし腫瘍学は過大評価され続け、文化的な抑圧の中で反蒙昧主義的なイデオロギーの象徴となりがん解明を妨げました。

次は現在と１００年前の科学者や専門家の治療法を、比較してみましょう。１００年前、信頼されていた治療法をいくつかご紹介します。

外耳炎はドリルで耳に穴を開け治療を行いました。胆液（黒胆汁、黄胆汁など）の治療には意識を失うまで瀉血を行い、そのため身体が回復できないほど衰弱したり黄疸が発症しました。

１００年前の治療法は現在では信じられないほど驚く内容ですが、同様に未来の科学者、現行の治療法、例えば毒物を処方し、放射線療法で苦しめ、尊厳なく手術療法で切除する方法を見れば、有効性のない荒い治療法であると判断をするでしょう。

今日の腫瘍学の奏効率は改善することなく横ばいの状態です。統計指標は常にわずか2~3%と示しています。乳がん、結腸がん、リンパ腫の治療の有効性は強調されますが、それ以外の統計指標は腫瘍学の正当性を主張するプロパガンダに過ぎません。

標準治療の奏効率は統計的、個人的に神秘化され間違った指標であり再度検討が必要です。奏効率の高いがんは早期がんの指標に基づき、病期が進行したケースの死亡率は99.99%ですが指標に含まれていません。

科学的な公的機関が治療の失敗、偽り、効き目の無さを表面に出さないため、結果として人々の幸せと真実が犠牲となっています。

ラッツィンガー前枢機卿は次のように述べています。

「指導者が権力の象徴である記章を悪用し、どれほど人々の真実、正義、尊厳を奪ったことでしょう。厳粛な儀式と言葉は神への捧げとされていますが偽りです」

臨床研究や経験に基づいた私の治療法は、国内外からの制圧に対する挑戦であります。WHO（世界保健機関）や国際的機関の庇護を受けている匿名の団体からの制圧はさらに激しいものがあります。しかしこれらの医療機関は有効性のない無益ながんのプロトコルを提案し続けています。

私のがんに対する考え方は合理的であり、論理的、科学的そして人道的です。がんは感染症という概念に基づき、難しい治療を必要としない秩序ある構成された方法で、現在カンジダに最も有効である重曹を特異的、集中的に治療し速やかに完全奏効させます。

私が一番望むことは製薬会社が優れた技術を駆使し有効性の高い、カンジダを消滅させる抗真菌薬の開発を行い世界に貢献してもらうことなのです。現時点では加工をしていない重曹を使用していますが、画期的な医薬品開発により、近い将来1日に数錠服用するだけで全てのがんを完治できる薬が実現できるに違いありません。

1800年代、結核は原因のわからないまま伝染してゆく流行病として恐れられましたが、コッホの研究における重大な功績により結核の発生機序が解明され克服ができました。

結核に比べると、がんが感染症であると証明をするためには、多くの検証や実験が必要となります。そしてがんが不治の病としてあり続けないためにも新しい実験を試みようとする志や、柔軟な心で論理的に取り組む姿勢が重要となります。

医学知識の新しい形式

世界中の研究者が懸命にがん解明に取り組んでいますが、依然として原因不明の病気として存在します。

一般的ながんの生存率は過去25年間変化がありません。これは90%の症例を対象としていますが驚くべき指標といえます。世界のがん生存率は50%と示していますが多くの人々は暫定的な指標であり真実ではないと考えています。

高い死亡率により、社会全体が手の施しようのない疾患に対し恐れを感じ、諦めと無力感に覆われるのは当然のことです。しかし医療機関は正式な科学研究は有効であり常に高い治療効果をもたらしていると懸命に説いています。

がん解明に光をもたらすため、２つの方法論を提唱します。

1 破壊の部門（a pars destruens）
現行の腫瘍学の限界を強調する

2 建設的部門（a pars construens）
新しい概念と新しい研究分野を提案する
間違いがどこにあるかを理解し、論理的、効果的な解決策を見出す

まずはじめに現在健康である人、そして病気である人に適応されている実験的、科学的方法論を疑問視する必要があります。生体全体が正しく診断され評価がされない場合が多く十分ではありません。

数世紀前の科学革命により必要以上の「合理的」な考え方が西洋の思想にもたらされ、その流れを受け科学的なアプローチは物質と自然に焦点が当てられるようになりました。しかし、新しい観察が不活性な物質にのみ有益なものとなり、生物には不利益な解釈となり、その結果生物学的、医学的な方法論にマイナスの影響を与えました。

不活性な物質に有利な法則は生物学と物理科学の重要な境界を曖昧にさせました。そして学者は物理こそ生物学を含んだ科学全体の基盤となる学問であると考えるようになりました。

それゆえ、生体の研究には物理科学の法則以外の方法論が必要となります。帰納法、仮説演繹法に加え、観察や比較法、実験的なアプローチを用い「なぜ」「どのような」といった質問に答える方法論も不可欠となります。

一般的、古典的な法則は様々な事象の論理的理解の探求に基づいてますが、生体の場合、意識も含めた事象の論理的理解が必要となります。生体の意識は多様な環境との相互作用の中で表現されるため、生体を論理的に理解するためには不活性な物質の観察と異なるアプローチをとる必要があります。

生体には個々の特性があり、物理学的に全てを分子と還元論的に理解してしまうと、望ましい結論を導けません。人間が物質よりも高次分類群に存在すると仮定すると、双方が同一の化学的要素から構成されているという議論は成立せず、むしろ人間の内在する力を認識することが重要となります。

生体の本質である生命エネルギーは数値化することができませんが、この生命現象の研究により科学分野全体が統合され、生物学は科学を牽引する重要な研究分野へと発展しました。しかし物理科学は今日、生命エネルギーを正しく適切に扱っていません。

宇宙の様々な生命現象を物理的、科学的に還元してしまうと唯物的な偏った観察になり、霊的な本質が失われてしまいます。

ヘーゲルの絶対的観念論は唯物論と対立します。「全ての牛が黒くなる闇夜である」というヘーゲルの言葉がありますが全てを同一なものと捉えると、個々の根底に潜在する超自然的な実体を理解することが困難になります。

あらゆる事象には「存在の偉大な連鎖」という倫理的なつながりがあり、生命は様々な営みの中で同時に顕現されています。

多様な生命現象を物質と同様の量子変動として還元をしてしまうと、生命の存在理由や生命の起源が理解できなくなり、結果的に唯物的な反啓蒙主義的イデオロギーに陥ってしまいます。従って医学に必要な哲学的アプローチは、個々の特性はあらゆる宇宙との相互作用を経て形成されると十分に認識することです。人間を含め生物は生命を得るまでに長い過程を経て形態を進化し、人間の生物学的レベルは遺伝情報の継承によりさらに複雑な組織と移り変わりました。

生物、特に人間の生命力は個々の保有する量子に比例し宇宙のエネルギーを得ていることを理解できれば、霊的な、究極的な実体の重要性を認められます。寛容な心で受け止められれば、量子の世界に存在する人間の視野は広がり、進歩の大きい有益なものになるでしょう。

生物学と医学は本質の理解を深める哲学が不可欠であり、そのためには下記の要素を統合し相互作用の接点を見つけることが重要になります。

1人間の下位レベルに属する要素（物理学的、生物学的、自然）
2個々特有の動的要素（身体、意識、心、魂、生命）
3一般的な原動力の要素（文化的、社会的、倫理的）

生物哲学、特に人間生物学、哲学の役割は、物理的世界と倫理的世界を結びつけ、体内の下位レベルを上位レベルの要素と無理な還元を行わず調和させることです。

医学は人間の進化において重要な地位を築きました。健康や疾患の研究そして各レベル内に現れる様々な現象に対処できる優れた機能があり、現代医学では特定の宗教などを介さずに太古のホーリズムに沿い、物質と超越的な要素を論理的に融合させることができるようになりました。

決定論の不完全性

病原の発生機序解明のみでは疾患を十分に理解することはできません。全ての生命現象は因果法則や黄金律に基づいているわけではなく、また決定論の法則を用いても豊かな超越した精神世界を説明することはできません。

決定論とは一体どのような考え方なのでしょうか。

全ての事象は何らかの原因によりあらかじめ決定されているという概念で、それ以前に存在する様々な条件が未来永劫を決定すると定義していますが、矛盾し非論理的であります。

無限にある事象のつながりは無限の因果律を示唆しますが、未来に向かって細部まで決定する力はありません。カントは次のように述べています。

「この世に円環する事象は無限にありますが、未来永劫に渡り決定されてはいません」

決定論の法則を適応し病気の発症メカニズムの解明を試みても、病因が無限大に存在し、原因を特定することはできません。

医学は論理により決定論の束縛から解放されました。病気などの原因解明は「形而上学的」な概念に立脚して行うべきであり「どのようにして事象が起こるのか」ではなく、「なぜ事象が起こるのか」と問うべきであります。因果の法則よりも先に、まず存在論から（あらゆる存在、存在者、神々を含め）起因を明らかにする必要があります。

ヘーゲルは次のように述べています。

「哲学は宗教と共に終わるべきである」

存在とはどういうことか、普遍的であり最も根本的なことですが、考えられるようで考えられません。

決定論は相対的な妥当性があり、条件が付された環境内では予測される結果がもたらされます。しかし、何が起こるか予測ができる状況においても「パラメーターの序列」があり、決定論は常に成立しないことを忘れてはなりません。

物質的なレベルから人間（神の存在を含める概念など）まで観察のレベルを徐々に上げてゆくと動的なプロセスが増幅されることに気づきます。相互作用の可能性が広がるにつれ決定論の成立を妨げる要因が増えてゆきます。

形而上学（存在するものは何かについて探求する学問）や自由な発想､独立性を好む人であれば、精神的な鑑と言える従来の規則、基準、方法に耐えるのは難しいでしょう。無限大の可能性を信じるのであれば先験的な既成の公理を受け入れるのは難しく、自由な発想を選ぶに違いありません。

哲学者コントは西洋文明史は３つの思想の発展により特徴付けられると述べています。

1 神学的

2 形而上学的

3 実証主義的

今日の実証主義は、近代科学の理論、実験結果を重んじ、神学的、形而上学的な実在を認めない立場であります。より豊かな科学を構想するのであれば、神学的、形而上学的な要素を排除するのではなく、できる限り再統合させる必要があります。そうすることで、科学の無限の可能性が生物学と医学にもたらされるでしょう。

医学、生物学の領域である一つの事象を大まかに普遍的な決定されている実在として取り扱うことは可能です。しかし、別の領域で同じ法則を用いても論理的な隔たりがあり観察する事象を十分に説明できなくなります。

医学、生物学の研究分野における決定論の不十分さは他の科学分野でも明らかです。物理学者のハイゼンベルクは20世紀前半、量子理論を用いミクロ物理学の分野で因果法則の不十分さを証明しました。

ハイゼンベルク以前、科学の領域では観察不可能な事象は観察可能な事象と同じ法則に支配されていると理解をしていました。これはラプラスの原理として知られています。ところが、量子論はミクロの世界では因果律をあらゆる事象に当てはめることは不可能であると実証しました。量子力学とアインシュタインの相対性理論は、事象はあくまでも確率的にしか定まらないとし、古典物理学に相反し現象は「不確定」であると導きました。

では、この不確定な物理的現象は医学分野においてどのような意味があるのでしょう。それは限局的な領域のみ、正常組織、特別組織の病理観察や診断が行え因果律に基づいた病因の解明ができることを意味します。

一方、物理量が定まらない高次な領域では不確定性、変動要因が存在するため、因果律に基づき原因を明らかにすることができません。


医学の科学的進歩はさほど重要ではありません。むしろ医療の実践の方が常に治療として優位性があります。実践とは実際に行動に移し治療を施すだけでなく、人間の全体を診断し最善な治療を毎回選択し決定することを意味します。

科学や技術の進歩だけに頼った治療ですと、個人が顕現する様々な病気のほんのわずかな領域しか治療を行えません。

病気の原因は、人間の定量化できない「生命」と深く関わっています。医師と患者の関係は治療の要であり、科学的な技術に重点が置かれてしまうと健康の探求は困難になってしまいます。

自然科学の領域において医学だけは「技術的」とみなされません。それは医学が治療だけを施すのではなく、実践を介して自然治癒力全体の回復を重要視しているからです。

それゆえ医師は技術的な資質だけではなく、豊かな人間性、そして自らの経験を礎に個々に最適な目には見えない健康のバランスを回復させることが求められます。診察の際に技術面だけが強調されてしまうと、医師自らの判断力が損なわれてしまう危険性があります。

純粋な医学は医学的知識を全ての医療行為に実践できません。

様々な生命現象を顕現する「人間」の側面（価値、嗜好、習慣、個人的な興味）に対し医師の判断は客観的になるため、常に豊かな経験と英知が求められます。様々な医療現場で技術的に頼れる場面は少なく、医師の判断力は大きな役割を果たします。

例えば、ある患者さんのかかりつけの医師がいなくなってしまったと仮定します。患者さんは深い信頼関係があり、病歴や習慣を理解してくれるかかりつけの医師を失ってしまったことで、不安になり病状が一段と悪化するでしょう。

病理学は生物学的な研究に基づき、分類、定量化、体系化できます。しかし病因学（病気の原因を解明する学問）は因果関係が無限に存在するため原因が分類できません。

例を用いて病因学の概念を詳しく説明してみましょう。

以下の症状が発現していると仮定します。

1 病的存在（病気の種類）　胃潰瘍
2 症状　胃痛
3 形態学的な変化　背部の突出
4 解剖学的な変化　粘液　ただれ

5機能的な変化　　胃液の低塩酸症
6微生物学的な変化　　ピロリ菌の存在

上記の疾患は体系化できますが、病因学に立脚し因果関係を解明するには収集したデータでは不十分となります。

潰瘍の原因は何種類あり、どれになるのか分析をしてみるとその答えは「無限」になります。原因が無限大に存在する理由は、多様な相互作用により組み合わせが累乗し膨大な数になるからです。疾患は多様な要因が関与し、WHO（世界保健機関）は、体質、外的刺激、精神的ストレス、心理的な問題、社交不安などの「偶発的ではない事故」は単一は複雑な相互作用を経て病気を誘発すると報告しています。

一般的に、病理学は非決定論に基づき病気の因果関係を解明します。物理的なレベルに限定された病理診断でも疾患の過程とメカニズムを明らかにすることはできますが、一方で肉体（最も際立って見える部分）を人間の実体の一部にしか過ぎないと考慮すると、治療的介入は肉体のみならず心的な実体も含めなければならなくなります。

健康は個々の内在する調和の表れであり、一つの標準化された方法のみで病気を治療することはできません。

治療は人間の内にある調和を回復させ「総和」をもたらすことに重点が置かれるべきです。そのため、限局的な治療介入や症状を抑える薬物の対処法では不十分になります。疾患とそれに伴う症状は、何らかの理由があって表れます。それは生き方、暮らし方、考え方などを反映した結果であり、生理病理学の視点から患者さんを診ても問題解決はできません。

1錠の薬で生命が救えるでしょうか。

今日の医学において薬は唯一の治療手段として重要視されていますが、効果は非常に限定的になります。

症状

一般的に「気分がすぐれない」とは寝つきが悪い、食欲がない、疲れ、息苦しさ、トイレが近い等の症状が含まれます。これらの症状を専門用語に言い換え説明をしても（拒食症、無力症、呼吸困難、テネスムス、排尿困難）患者さんに疾患の本質そして重要な要素は伝わるでしょう。

臓器や組織が何らかの理由で損傷した場合、古典的な４つの反応（発赤、腫脹、疼痛、発熱）を基に機能的能力の回復判断ができます。症状は４つの要素の組み合わせや解剖学的位置により多様化します。

疾病のメカニズムは病理学的に分析されますが、様々な症状を病気の兆候だと受け止めると、一体「何の病気が原因なのか」という疑問に突き当たります。

しかしその答えは「ありとあらゆる病気が原因として考えられる」と言えます。可能性として単一の病気が病理学的な過程を経て症状として表れる場合もあります。一方で特定のできない病気が症状として表面化する場合もあります。

様々な症状は組織病理学と深く関与していますが、病状は肉体から顕現された病気であり病因学が加わってはじめて全体的に理解できます。病状は肉体的な視点からだけではなく、人類学的、環境的な領域から総体的に考慮する必要があります。


偉大なロシア人医師A・サルマノフ氏はこう述べています。

「病気とは2幕構成の演劇であります。第1幕目は照明の無い沈黙を守った組織内で演じられます。第2幕目では痛み、不快感が症状として発現した中で演じられます」


例えば、ある人が便秘、頭痛、めまい、咳などの症状に悩まされているとします。病因は一つかもしれませんし、複数、複雑、累乗的、あるいは無限大に存在するかもしれません。症状から病気を客観的、病理学的に解明することは還元的なため患者さんの健康を損なう危険があります。

症状を疾患の指標と捉え、特定の解剖学的領域の機能障害、エネルギーの不均衡などの回復に有効利用できることは間違いありません。

ですが、病気を完治するにはさらに奥深くに潜む病因を解明することが重要であり、医学的介入が症状のみで判断された場合、病因がさらにわからなくなり慢性的な苦しみや不可逆的、制御不能な疾患を招く危険性があります。

サルマノフ氏は次のように述べています。

「真実は生命の奥深くに隠されています。論理的な心や想像力によって観察、分類、順序づけができる表に顕現される事象は、奥深くで起きた一連の変化の兆候にすぎません」

病理解剖学

様々な有機体の一部を切除し肉眼的に研究する学問を解剖学といいます。研究の対象が病変の一部である場合、病理解剖学の分野と位置付けられます。健康な肝臓は解剖学の領域に分類されますが、脂肪肝の場合病理解剖学と分類されます。同様に胃、脳、血液、腺、膜、骨などもそれぞれ該当します。

病理解剖は何を明らかにしてくれるのでしょうか。

病理解剖の目的が病因解明であり、臓器、組織を限局的に解剖したとします。しかし解剖により病因が必ずしも特定できるとは限りません。それは病変した臓器、組織そして病理形態に変化が見られない組織でも様々な、数限りない病因が潜んでいる可能性があるからです。

病気の本態を探し求めることは、干し草の山の中から針を探すのと同様に、困難なことです。病理解剖学にこのようなことわざがあります。

「死体は生き様を語る」

臓器が病因解明の手がかりとなることは事実ですが、逆に何の手がかりももたらさないこともあります。

もし肉体、臓器、組織が病気を制御するエフェクターであるとすると、それは電子回路を適正に作動させ電流を調整したり電圧を分けたりする抵抗器にたとえることができます。わかりやすく説明をすると、臓器が全ての活力の源である神経性の生命電流の制御を司るのと同じことになります。電気振動、電圧変動、一時的な停電が抵抗器（電球、冷蔵庫、目覚まし時計など）に損傷を与えるのと同様に、生命電流の低下がまず臓器の機能障害を引き起こし（生理病理学の分野）、次に臓器の構造（病理解剖学の分野）へ影響を与えます。

臓器の疾患を人体的な機能障害の表れとして捉えるのではなく、精神分析的な要因に基づく様々なホリスティックの理論に影響された表現として受け止めるべきでしょう。

Groeddek氏によると一般的に病変形成のメカニズムを考慮する際、精神的、道徳的問題の関与を否定すると、薬の効果は半減してしまうと述べています。特に臓器が疾患により影響を受けてしまうと「内部への生命電流の経路」が塞がれてしまいます。
病変がどこで発症するのかにもよりますが、同じ疾患でも個人差があり様々な症状を引き起こします。逆に同じ病変が様々な疾患から引き起こされている場合もあります。
病気の深刻さ、質、発生部位は偶発的ではなく、あらゆる相互作用や合同作用に起因します。

例を挙げてみましょう。

1人体の構成、体重の分布と姿勢
2性格、気質、動的な特徴
3精神的、肉体的なエネルギーの高潮、低潮期
4あらゆるタイプの疲労、負担（精神的、心理的、社会的、家族など）
5習癖、緊張、歪み
6食事の質と量
7環境条件

病理解剖の診断を基に、臓器や組織内に全ての病因が存在するという考察は無理があります。臓器を電機抵抗器として考えましょう。臓器が生命エネルギーの制御をすると機能停止や故障を起こしますが、何が病因なのか明確にできません。

理論的、純粋概念から個人の奥深くに潜む病因を微小な病理組織解剖を通じて突き止められるかもしれません。しかし、生体の変化は患者さんの人生の歴史を「描写」したものにすぎず、解明は医学の領域を超えています。

生命の豊かさを列挙したり体系化することはできず、肉体を超えた領域から医療や治療を行うことで生命の奥深くに潜む病気の本質を解き明かすことができます。

肉体と霊魂　解剖学的・機能的考察

医学的、非還元的な視点から人間について考察をすると、静的要素（解剖学で観察）動的要素（生理学で観察）から構成されていることに気づきます。２つの要素は人間に総和をもたらし、生命の流れを興味深く映し出します。神経系や神経以外の要素の相乗効果により自己意識や外界や人々との関わり等が生命現象の中で顕現されます。

神経系を支持し持続させ、栄養を与える神経系以外の要素は人体にとって不可欠でありますが、神経学的な要素も人間の生活の質の鍵を握る大切な要素となります。

神経系は行動や振る舞いなどの身体能力と思考や創造力の安全弁、トランジットのような役割を果たします。

生体の恒常性を支える多様なフィードバック機構の仕組みを理解することは困難ですが、肉体と霊的な生命現象のバランスは常に一定に保たれるよう作用します。

この機構により神経系と神経系でない領域が活性化され、定量化された生命エネルギーが定性的な精神的、霊的なエネルギーへと変換されます。

人間は「心と肉体」「霊魂と肉体」から構成されていると理解するためには、生命事象をさらに明確に把握する必要があります。

肉体、心、霊魂を切り離さず一つの総体として捉えれば、循環する動的エネルギーの理解をさらに深めることができます。疾患はこの循環する動的なエネルギーの滞りに起因します。

人間の構成要素を以下に記します。

1 肉体
2 神経系
3 心
4 知性
5 精神（感情、意思）
6 霊魂

さらに詳しく説明します。

1肉体

肉体は神経系と神経系ではない領域から構成されています

a骨筋肉結合組織

b消化器系

c循環器系

これらは吸収された栄養素を神経系へエネルギーの運搬、補給を行います

2神経系

神経系は人間の生命活動を司る司令塔の役割を果たし、神経系以外の生体各部の調整を行います。また神経伝達物質と呼ばれる化学物質を放出し生体の恒常性を維持しています

3心

心は低次元意識の植物的な本能とは異なり合理的な、思慮深い、創造性のある意識を意味します

4知性

知性とは個人的ではない要素、例えば社会的、科学的、文化的、宗教的な要素を合理的に用い精神的に視野を広げることを意味します

5 精神

精神とは前述した要素を密接につなぐ役割を果たします。特質として意識的、無意識的に全ての最善となる行動や非行動を積極的に働きかけます

6 霊魂

霊は人間全ての構成要素の本質であり霊的エネルギーを循環させます。魂は人間の資質、定量、方向性を司ります

こうした要素はあくまでも理解しやすいように分類し説明をしましたが、個々が独立して存在するのではなく、分けることのできない人間全体の一部とみなされます。

生体内部、外部の多岐に渡る変化に対し、全ての要素が十分に活かされ一定に保たれれば、人間全体の恒常性はさらに高まります。個々の要素との相互作用は実体として見えませんが、生命現象は常に新しい環境変化にさらされているため、多様性に富んでいます。

健やかな状態や「幸福感」は個人差があります。健全な「恒常性」は生体全体を快適な一定の状態に保ちます。そして外部環境の変化にも十分耐えうる力となり、病から解放された最良の状態をもたらします。

より良い健康をもたらす心がけを次に示します。

人間構成要素別

1健康的な食事、良い酸素供給、十分な水分補給（肉体）
2規則的な睡眠と休息（神経系）
3あらゆる疲労の蓄積に配慮する（心）
4疲れない範囲で文化、社会貢献を行う（知性）
5節度のある情熱、食欲（精神）
6最善の選択、平和など（霊魂）

上記の例は道徳的な義務感で行う習慣ではなく、あくまでも自己の判断で行う医学的な習慣です。様々な人生の局面は個人差があり、精神物理学の領域を超えた範囲で外的な刺激を受け心理的に影響されている場合は、はっきりとした境界線を引く必要があります。

過剰な負荷、同じ動作を長時間続けることでジストニアなどの疾患が発症します。

症候性の影響に焦点をあてると次のような疾患が挙げられます。

1過食によるコリック

2 跳躍のしすぎによる捻挫
3 過度の性交渉による疲れ
4 勉強のしすぎによる視力低下、背骨の変形
5 仕事の失敗による鬱

疾病

疾病によりエネルギーが損なわれ、その結果自律性の低下、様々な制約が発現します。病気は主に神経系に起因しますが（例外として心的外傷体験）、神経学的要因（疲労につながる）と肉体的要因（再生と供給を滞らせる）があります。

神経系の高次領域と低次領域の相互作用とバランスが健康維持の鍵を握り健康の指標ともなります。健康の秘訣は神経系のバランスと制御の仕組みを十分に理解することであり、これは人に頼らず自ら理解し実践してゆくものです。病気は生体全体に影響を及ぼしますが、病気の進展は時間や空間により影響を受け特徴付けられます。

疾病は以下のように分類ができます。

1症状、進行期間により急性、慢性と分類されます
2組織レベルにより、限局性びまん型に分類されます
3次元上昇、下降（肉体レベルから霊的レベルへ上昇、下降）、進行レベルが初期レベルと比較して明らかに異なる場合

空間的、次元上昇する疾病の例

1血腫は初期段階、局所的に発症しますが（神経系領域以外）、次第に肉体レベルの神経系領域内へ進展します
2薬物の過剰摂取（ストレプトマイシンなど）は初期段階局所的ですが（神経系内）、次第に精神領域へ進展します
3アルコール中毒症は初期段階局所的ですが（代謝、肉体、神経系）、次第に精神的、霊的にまで進展します
4記憶障害は初期段階精神的ですが、次第に知的、霊的レベルにまで進展します

次元下降する疾病の例

1不道徳な行為は霊的なレベルにストレスを与え、精神障害を引き起こします

②霊性心の抑圧はメンタルブロック、自己否定的な意識を作ります（無気力など）
③精神的な疲弊状態は精神的な影響（注意障害）、神経系への影響（不眠症）、身体的な影響（震え、めまい）などを引き起こします
④精神的なストレスは肉体レベルにおいて腸、肝臓の障害、そして視力障害などを引き起こします

複雑な特性を有す例を上記の疾病へ付け加えることができます。例えば双方向性の増殖、領域を超えた影響、分化度のレベルの違いなどがあり、患者さんの体質や病状の度合い種類を考慮すると数限りない種類の病気が発症する可能性があります。

疾病は様々なレベル、領域において複雑さを増して行きます。最も重要なことは低次元の病気が高次元レベルへ影響を与え精神的、霊的な障害を引き起こすこと。そして逆に肉体も高次元レベルからの影響を受け様々な障害が引き起こされるということです。

健康への道徳的な前提

生体が自我により一定した状態に保たれ、常に栄養が供給されていると、恒常性が維持され生体内でエネルギーがあらゆる領域に循環するようになります。生体エネルギーの循環によりある領域が満たされると、満たされていない領域へエネルギーが浸透しさらなる恒常性がもたらされます。

生命エネルギーが体内で拡大すればするほどエネルギー関数、恒常性は比例して上昇し良好な健康が授けられます。肉体と精神が統合されると、生命エネルギーがより多く満たされ霊的意識の上昇がもたらされます。体内の調和が保たれると道徳的な世界の扉が開き他者との関わりの中で無限大の豊かさが流れ込み、霊的、宗教的領域において社会と人々へ平和と静寂をもたらす先駆者として貢献できるようになります。

人生の様々な困難や健康問題は人間の存在意義、豊かさが十分理解できたとき解決されます。そして自らのエネルギーを全ての最善のために高めるのであれば倫理的な視点からも認められます。患者さんの豊かな資質、生体全体から溢れ出るエネルギーを十分理解するには、偏った科学的体制の中では実践が困難であり、治療をする側の妨げとなっています。

現状改善に向けて医療施設内に新しい専門分野が設立されることは殆どありませんが、下記の専門家が足りない部分を互いに補完し合いながら治療を行なっています。

1 医師　　　身体と神経系
2 神経学者　心の神経的構造
3 精神科医　知性と魂の神経的構造
4 心理学者　知性と魂

上記をより完成させるために領域を超えた専門家を追加します。

5 聖職者　霊魂

健康は生体の各構成要素が機能し生命エネルギーが滞りなく循環することですが、聖職者を含む上述の専門家のサポートが不可欠です。

医師は昔から聖職者同等とみなされ、敬意や畏敬の念を抱かれますが、それは間違った見方でもあります。

聖職者の果たす役割は古典的な専門家を上回り、神聖な言葉で魂を精神面から癒し健康を回復させる力があります。しかし多くの場合聖職者の功績は認識されませんでした。

シェークスピアはマクベス夫人にこう言わせています。

「不幸な女性は医者よりも司祭を必要としている」

身体を最もバランスのとれた健やかな状態にするには、肉体レベルを満たすだけでは十分ではありません。霊的意識に立脚する高い視点から自らを癒してゆけば、目に見える結果がもたらされ病から解放されます。

そして、聖人の精神や（霊的な言葉だけでなく）イエスが病人や死者に言われた「全ての罪は赦されました」という深遠な言葉を常に心に留めておくことで病が回復するでしょう。

疾病のための道徳的な前提

個々の保有する量子エネルギーは異なり、常時変化しています。量子の保有量は生体の構成要素と生命エネルギーの相互作用の組み合わせにより決定されます。量子保有量の減少により下記の事象が起こります。

1 生体エネルギーの滞り

2 局部的な結晶化（かたまり）

結果として量子エネルギーはさらに高い領域への上昇が困難になります。古典的な医学は肉体、神経系領域内での生命エネルギーの滞りを重要視し、研究を行っています。高い領域内でのエネルギーの滞りやその他の領域でのエネルギーの結晶化は個人の健康状態、道徳的な姿勢から大きな影響を受けます。

生命エネルギー減少の具体的な原因を記述します。

1中毒は生体を弱らせます
2神経向性ウイルス感染症は神経系に障害を与えます
3ナルシシズムは自己の容姿に陶酔することですが、肉体レベルでエネルギーを結晶化させてしまい他の領域へエネルギー循環を滞らせます
4神経症、チック、精神的な緊張は歪み、非道徳的な心の表れであり、神経系を疲弊させます
5欲望は心理的、肉体的に必要以上に欲しいと思う気持ちであり精神を疲弊させます
6過剰な科学的、文化的、社会的な野心は知性を疲弊させます
7妬みや怒りは魂を疲弊させます
8怠惰は魂を重くさせます

上記の根底にある原因として過剰な神経的疲弊がありますが、「貴重な」生命エネルギー消耗は精神的、非物質的な行動に起因します。

このエネルギーは３つに分類することができます。

1単一（精神的、知的、心理的、霊的）
2複合（いくつもの領域）
3包括的（全ての領域が含まれる）

人間の恒常性のレベルは利用可能な生命エネルギーの量に比例します。事故による決定的なエネルギーの滞りや局部的なエネルギーの滞りが起こると、特定の有機物質が不足し神経系のバランスが崩れ、生体各部で支障が起こります。

恒常性は個人差がありますが、ある一定のレベルを超えると破綻します。破綻によりまず身体から病状が表れ、次第にあらゆる領域で疾患が発症してゆきます。

サルマノフ氏はこう述べています。

「生体の恒常性が様々なリスク因子の影響を受けず保たれているのであれば、健康は守られます。しかし恒常性のバランスが崩れてしまうと外部からの因子に抵抗できなくなり、病気が発症します」

健康と病気は無数の精神的、霊的相互作用の影響を受けるため、生命現象に対する医学的考察は不可欠となります。今日の医学は人間の生命を全体的にとらえず、唯物論に立脚した治療法であるため限界があります。

心身医学、ホリスティック医学などは、過去数十年間に渡り生命現象の中での心と身体の密接な関係を重要視してきましたが、伝統医学は心と身体を切り離す方法をとり続けました。

そのため心は健康には影響を及ぼさない要素であると軽視されましたが、生命現象の理解を深めるために、科学と医学の根底にある前提についてもう一度問い直す必要があり、その過程において霊魂の及ぼす影響力を改めて考慮することが不可欠です。

霊魂そして心と身体の問題

多くの場合、生命現象は2つの対立する立場から説明がされます。

1つ目は生気論に立脚し説明をする方法です。

生気論は生命現象は物理的な形態からは十分説明ができないとし、時間の流れと空間の中で観察されなければならないとします。

2つ目は還元主義に立脚し説明をする方法です。

生命現象は各要素の相互関係を十分に観察すれば全て物理的、数学的な関数で表すことができるとします。しかし、生物学において還元的なアプローチを用い生体システムの構成要素を分析する方法は有効的、妥当ではありません。

最も重要で普遍的な生命現象は、各系統が密接な相互関係から成り立っているため、個々が分離されると全体に宿る性質や特性が失われてしまいます。還元主義的に立脚すると時空の違いを含む様々な生命事象の相互関係が理解できなくなります。

医学における還元的なアプローチは人間の生命現象の全体性の把握が困難になり、研究が有意義な方向へ進展しなくなります。

なぜこのような状況になってしまったのでしょうか。

どのようにして健康を考慮する上で２つの対立する見解、人道的そして唯物的な概念が生じてしまったのでしょうか。

１６００年代の歴史哲学を振り返ると唯物的な思想が生まれた背景がわかります。社会的、宗教的な解放が啓蒙主義をもたらし合理的、直線的な概念が現れました。しかし哲学が医学に与えた理論的、実践的な思想は有益に活用されず、ある特定の理論、概念が強調されるにとどまり、本質的な価値のある原理は軽視されてしまいました。

医療の研究、診断、予後、治療の分野において、哲学的なアプローチが健康へ与える影響が過小評価され続けていますが、それは誤った考え方です。哲学の概念は医学において人間の霊的進化を促し、科学研究と医療行為の方向を決定づけます。

心と身体の問題は健康をさらに理解する上で重要な課題であります。医師や医療関係者が心身相関を視野に入れ治療を施すことができれば、社会に絶大な霊的な恩恵をもたらします。

しかし、身体には霊的な要素との因果関係がないと考慮するのであれば医師の診断や治療内容は肉体と霊魂を切り離したものとなるでしょう。

先に述べたアプローチは2通りの考え方に立脚しています。

1 身体は霊的な要素とは結びつきがなく双方が個別に存在しているという考え方

2 様々な身体の反応は外部からの相互関係により引き起こされるものではないという考え方

この概念に準じ研究や治療行為が行われると、肉体は「破綻」してしまいます。

ではなぜこのような概念が選択されるのでしょうか。

背景には顔の見えない「薬剤師」と表現できる多国籍製薬会社の調合した「レシピ」が存在します。そのため医師は、最新の医療機器や自らの経験をいかし全人的な治療法を選択するのではなく、疾病ごとに分類された既製の治療法を施行せざるをえません。偏った治療行為は組織的に体系化されているため、疑いや戸惑いなく行われてしまいます。

どの時代も医師は理解ができ治療を施せる病気しか治せませんでした。他方で患者さんも医師が処方する薬以外何も望みませんでした。

哲学者ハイデガーはこう述べています。

「世間の価値観により心理状態が決定されます。全てのものがどのように見られるかと」

現在、霊的精神的な問題が重要視されていないため、大切なバロメーターとなる病気でさえ過小評価されている現状は仕方がありません。

現代医学の身体と霊魂の分離は突如現れた概念ではなく、暗黒時代の古代ギリシャから受け継いだ哲学的理念、二元論に由来します。二元論は人間の身体は物理世界に、そして霊魂はイデア界に存在するとしました。

オルフェウス（オルフェウス教創始者）の概念は「身体は魂の牢獄」そして「身体は魂の墓場」と論じ、プラトンに多大な影響を与えました。そしてプラトンは霊魂はイデア界から超越的な力により不運にも地上の物質界に落ちてきてしまったと説いています。

一方キリスト教は、人間を身体と霊魂と分けるのではなく神の命により生かされ支えられていると説いています。神がどれほどの影響力をもっているのか、プラトンは超越者のエネルギーはこの世の万物に浸透していると論じていますが、議論の余地があります。

プラトンはこう述べています。

「物質がもし先に存在する物質の動力により生み出されているのであれば、全ての万物はそれに至った原因があり原因論から切り離すことはできません」

形相的な物質と霊魂の本質の違いにプラトンは焦点を当て、物質とのつながりを説明しています。この概念は西洋の伝統的な宗教よりはるか以前の古代インド、ヒンドゥー教にも存在し、こう説かれています。

「霊魂と物質はブラフマン、宇宙霊により顕現されました」

神は身体と霊魂を創造する根本原理であり、数多くの理論がありますが、どのような道においても身体と霊魂の結びつきは同一です。

そして身体＝心＝知性＝霊魂を連結させ一つのつながりとして扱うと、神という実体が無限の属性により説明ができることになります。

バールーフ・スピノザはこの理論に基づき一元論を提唱し、心身問題の解決策を打ち出しました。スピノザの演繹法は非常にシンプルですが明確です。

神という実体は概念であり、それ自身で存在し知性を持ち合わせていますが、人間にはそのような属性は無いと論じています。

スピノザの名著『エチカ』の中でスピノザは身体＝霊魂は平行していると主張し、身体と霊魂は同じ一つの個体をなしていると論じています。

さらに「人間は、神の一部として存在する構成要素であり身体と共に永遠不滅の霊魂を持ち合わせている」と記述しています。

スピノザは全ての個体は同等であるとの解釈を提起し、宇宙の中で身体と霊魂は神の延長の属性とし、三位一体説の考え方とは異なる概念を主張しています。

神の属性としての実態、思惟する実体レス・コギタンス（霊魂）と延長を持つ実体レス・エクステンサ（身体）双方を平行して扱うことを主張し、スピノザは2元論的な心身の扱いから離れ一つの実体の存在を唱えました。

レス・コギタンス（霊魂）とレス・エクステンサ（身体）を一つの実体と解釈するスピノザの形而上学的な主張は明瞭ですが、宗教、道徳、哲学的な見解の違いから心身問題はその後数世紀に渡り議論され、難問は未解決のまま存在し続けました。

スピノザ死後、心身問題を一元論を用いて克服しようとする哲学者は存在しましたが、スピノザが時代に反した異端児とみなされていたため、全てを継承し解決を試みようとした哲学者はいませんでした。心身相関は心理学的に明確な解答を出すことが困難です。霊魂と身体を区別することは最終的にどちらも理解することが不可能となり、改めて様々な霊的要素を考慮することが問題解決に不可欠となります。

Chapter 2

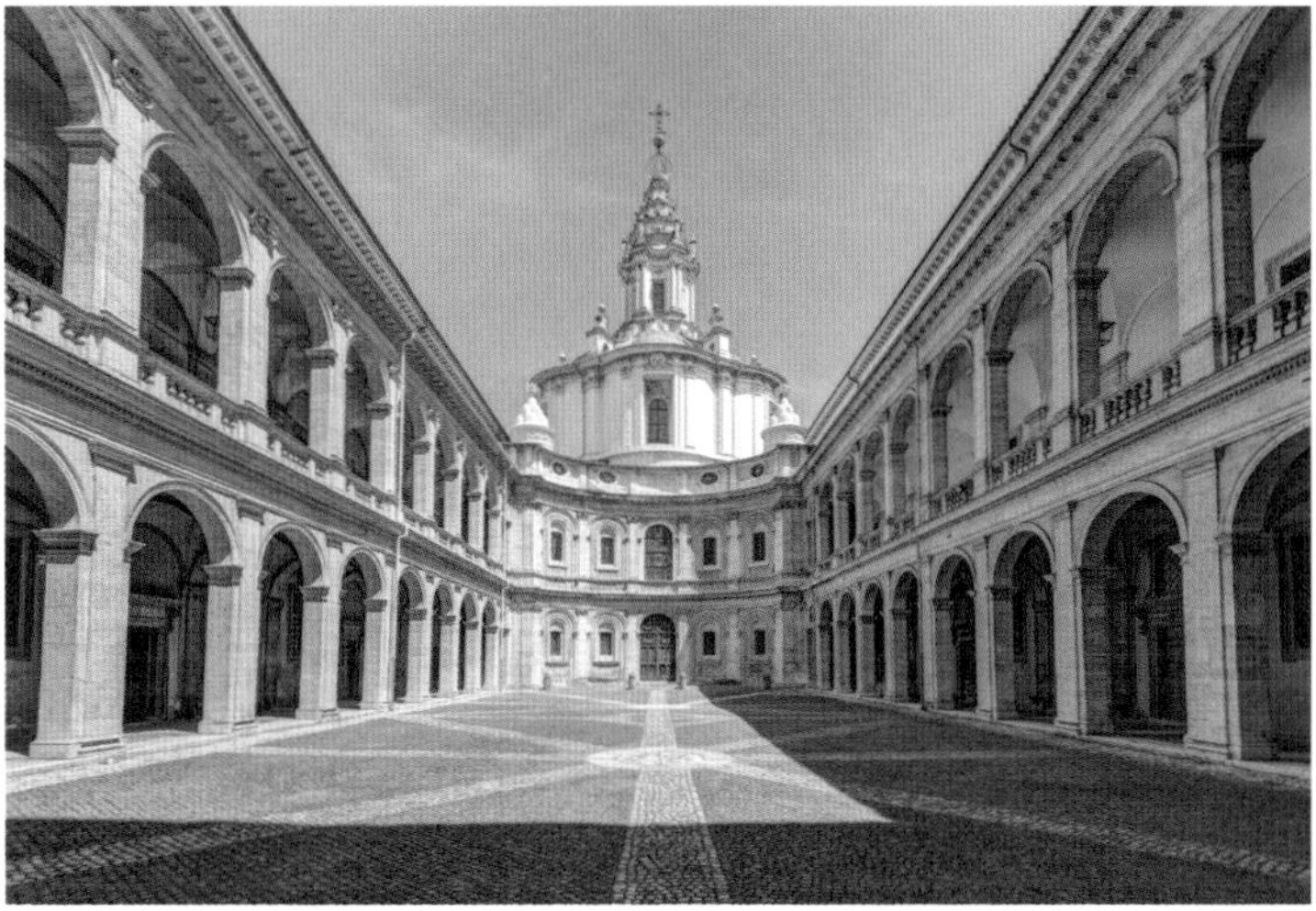

ローマ大学

ホリスティック、アロパシー医学

第1章では長い歴史の中で健康に深く関与している肉体と霊魂の哲学的な解釈の誤りについて論じました。

肉体と霊魂が概念的に統合されることもありますが、医学において双方は人間全体を構成する要素とは解釈されずにいます。その結果、現在の医学では不可逆的に相互性がなくなり、異なる独自の理論、哲学的認識論、方法論、治療法が発展しました。

全体的な調和を重視するホリスティックの概念を排除すると、人間のありとあらゆる生命現象が「医学の2つの魂」肉体と霊魂の相互作用により顕現されていると適切に説明することが困難となり、2分して発展し続ける双方を結びつける手立てがなくなってしまいます。

肉体症状の診断が真摯な態度ではなく自尊心で行われ、霊魂の要素が治療の付随品のように扱われる状況では全人的な視点に立脚した治療法の実現は不可能です。

人間には実験では測定できない存在価値があります。霊魂と肉体には切り離すことのできない相互作用があるという概念が導入されれば、霊的、精神的な事象を数値化する現状から人間を解放することができます。

誰もが自由に自らの生命エネルギーを「消耗」し、自由に人生を歩むことができます。自らの振る舞いは肉体に影響を与え、医療分野で消耗した生命エネルギーが数値化されます。エネルギーの消耗は肉体に顕現されるため、肉体と霊的領域を結びつける共通の側面を様々な生命現象内で見つける必要が不可欠です。

生体を詳しく分析すると、神経組織が様々な部位を結合していることがわかります。体性神経からの情報は生命活動に必要な信号に置き換えられ、伝達されます。神経組織内での肉体と霊魂の相互作用の仕組みを認識できれば、疾患の原因は肉体の不十分な再生や神経の疲弊のどちらかであることが理解できます。

2つの異なる治療法の問題は論理的な違いに起因するのではなく、独立してしまったことが問題であり総体的な疾患の診断を困難にさせています。病気は肉体と霊魂の不均衡や双方の定量数を合わせた数値により決定されるのではありません。霊的、肉体的な機能障害の総和によります。

そのため肉体領域の治療に霊的要素を含め、精神領域の治療に肉体的要素を含めた理論と実践が重要になります。しかし、治療法が互いに独立しているため上記の前提では治療に限界があり、病因の根本を深く掘り下げ個人の生き方が疾患に与える影響を再考する必要があります。

異なるアプローチの隔たりに対し、公式医学の評論家は問題解決に何も貢献をしていません。理論的な批評において唯物的なアロパシー医学を支持し続け、生体内で疾患の成因となる霊的、精神的要素を強調していません。

Von Weiszacker氏は次のように述べています。

「自然科学の実証主義との戦いは、戦車に対しゴムボールで戦いを挑むのと同様です」

神経性要素が病態の誘発に深く関与していると認識され実証されれば、霊的要素が必然的に重要視され結果的にあらゆる治療法が抜本的に見直されるでしょう。霊的な概念が医学で正当化されると、霊的要素と生体機能の相互関係が確立され、疾患の決定因子として治療法に革命をもたらすに違いありません。

病気に対する個人の責任

心身相関は人間の健康状態に大きな影響を及ぼし、病態として総和され顕現されます。現代医学は個人の生命現象において遺伝学的特有性を認めていますが、病気の進行に多大な影響を与えている目に見えない非物質的な事象を軽視しています。

人間の体を静的な物質とみなし有害物質が引き起こす病気を簡単に分析できると考えてしまう

と、精神面が体に与える影響が理解できなくなります。

現代医学は標準化され表面的な治療行為であるため、個人の心身相関を見極めづらくなっています。

一方で、患者さんには病気発症の自己責任がないとする傾向があり、道徳的にも患者さん自身が病気を回復させようとする意思や努力が削がれ、治療面でマイナスな影響を与えています。

霊的側面が健康を大きく左右する要素とみなされるべきですが、差別的な現代医学により曖昧にされています。その結果、時代遅れの医学に固執してしまい、革新的な治療法を見つける意欲が損なわれています。

視野を広げ、疾病の分類に霊的要素を付け加えれば疾病の発症機序の形態と機能の双方に新たな視点と光がもたらされます。遺伝子や外的要因が病気を誘発していることは否定できず、精神物理学的にバランスを保つためにも外因性の病原体に対し継続した配慮が不可欠です。しかし決して患者さんを責めているのではありませんが、病因の根底は患者さん自身にあります。

もし自らの振る舞いにより病気が誘発、形成され、病因は肉体のみではないと納得ができるのであれば、道徳的に病態を深く理解することが可能になります。道徳的な精神に基づき心身相関が理解され恒常性が維持されれば、あらゆる外因から生体を守ることが可能になります。

道徳は健康に深く関与しています。それゆえ、持続した健康への配慮は外因から身体を守ってくれる最も大切な神経系を強化させます。

現代医学は道徳的側面の重要性や個人の病歴を緊急時の際のみにしか考慮しない問題点があります。

症例によって病気は非常に複雑な要因に関係し、現在世界中で実践されている従来の不適切な治療行為（故意的に患者さんを犠牲にしています）と非道徳的な治療体制の双方を何としても避ける必要があります。

腫瘍学の現状

1900年代初頭、がんの死亡率は100人中1人でした。現在死亡率は3人に1人の割合になり、数年後には2人に1人になると予測されています。

毎年世界中で200万人の症例のうち90%の死亡率が記録され、これは180万人が亡くなっていることを意味します。死因のトップは消化器官系のがんで、肺がんも同様に90%の死亡率を記録しています。

がんは医学において最も恐れられている病気でありますが、腫瘍の拡大よりむしろ特に進行度の高い病期における長い闘病生活、そして患者さんご家族の精神的な痛ましい苦しみが恐れられています。

アメリカのニクソン大統領が1971年に「20世紀の病気」としてがんとの闘いを宣言したのは決して偶然ではありません。以来世界中でがんとの闘いが経済的、科学的、人材など数々の領域で繰り広げられていますが、結果は失敗に終わっています。繰り返し掲げられる奇跡的な治療法の約束も虚しく、いまだにがんの原因は解明されていません。

なぜがんの原因がわからないのでしょうか。

毎年何百万人もの人が、克服できないがんの苦しみと死の悪循環に陥り亡くなっています。身を守る術を持たない市民はがんというダモクレスの剣に怯えつつ、破綻した医療システムになす術がありません。それはあたかも悪魔が社会体制を牛耳り、ピラミッドの頂点から盲目的なビジネスマンががん治療をコントロールしているかのようです。

がん治療への信頼が医師の間でも失われつつあります。4人中3人（75％）の医師が化学療法は治療効果が低く身体へのダメージが非常に大きいため、がん治療として選択をしないとの統計が発表されています。

医師や科学者は化学療法について次のように述べています。

「我が国においてがん患者の大多数は化学療法が原因で死亡しています。10年以上に渡る統計からも乳がん、結腸がん、肺がんは化学療法では治癒ができないことが明らかにされていますが、いまだにがん治療に化学療法が選択されています」

Allen Levin, MD.UCSF. がんの治癒Marcus Books 1990

「がんにかかったとしても、私は従来の治療法を選択しません。がん患者さんが医療機関で従来の治療法を受けなければ、回復する見込みがあります」

Prof George Mathe, "Scientific Medicine Stymied" Medicine Nouvelles, Paris,1989

カリフォルニア州立大学のハーディン・ジョーンズ博士はがん生存者の統計データを何十年に及び分析を行い、以下の結論に達しました。

「治療を受けなければ患者さんの病状は悪化しません。ですが良くもなりません」

ジョーンズ博士の結論は反論されていません。

Walter Last, "The Ecologist" 「エコロジスト」Vol.28, no.2, March-April 1998

「多くの腫瘍学者は揺るぎない信念に基づき、あらゆるがん治療に化学療法を推奨していますが、治療は常に失敗に終わっています」

Albert Braverman, MD, Medical Oncology in the 90's Lancet, 「90年代の医学腫瘍学」1991, Vol.337, p.901

「私たちの最も有効ながん治療法は副作用、リスク、問題が伴います。犠牲を払って治療を受けてもほんの一握りの患者さんにのみ、一時的な局部的回復がもたらされるだけです。

Edward G.Griffin "World Without Cancer" 「がんのない世界」American Media Publications, 1996

「多くの症例から化学療法により余命が伸びたという証拠はなく、がんの縮小と延命がもたらされることもありません。真実ではないのです」

Philip Day "Cancer :Why we are still dying to know the truth" 「がん、なぜ切に真実を知りたいと思うのか」Credence Publications, 2000

マックギルがんセンターのフルタイム科学者数名が、118名の医師（肺がん専門）に使用している治療法をどれだけ信頼しているか判断をするためのアンケートを送りました。79名の医師が回答をし、64名はシスプラチンを含む一般的な化学療法を受けたくないと回答しました。79人中58人は実験的な化学療法は毒性が強く、有効ではないと回答しました。

Philip Day "Cancer :Why we are still dying to know the truth" 「がん、なぜ切に真実を知りたいと思うのか」Credence Publications, 2000

ドイツのハイデルベルク、マンハイムがんクリニックの伝染病学者エイブル博士は化学療法の臨床研究、試験を徹底的に分析、評価を行いました。世界的なデータに基づいた総合的な分析によると、化学療法による一般的な臓器がん治療法の延命効果や生活の質の向上を裏付ける科学的証拠は何も確認できず、世界中で施行されている約80％の化学療法の有効性はないという結論を出しました。しかし、医師や患者はいまだに化学療法をがん治療として選択をしています。メディアは分析結果を取り上げず事実は闇に葬られています。

Lancet，1991年8月10日Tim O'Shea，"Chemotherapy-An Unproven Procedure"「化学療法　証明されていない治療法」

「米国医師会によると、薬の危険な副作用は心疾患、がん、脳卒中に次ぐ死因第4位となりました」と記述されています。

"Journal of the American Medical Association" 1998年4月15日「アメリカ医師会誌」

現在の腫瘍学の基礎概念には正当性がありません。腫瘍学の研究が世界中の科学的、経済的な組織から支持を受けていますが、実績の低い無益な研究となっています。

デカルトは次のように述べています。

「票の数により正当性が決定するのではありません。真実は多数の人によって発見されるのではなく、むしろ一個人により発見されます」

科学哲学では普遍的な一般論を用いて問題解決ができない場合、経験的、直感的に反する理論（つまり逆の理論）を用い問題解決をしてゆきます。

従ってがん発生要因に対する最善の科学的方法は、腫瘍学の基本的な論理となる「がんの発生要因はがん細胞の異常増殖」を反論し問題を解決してゆくことになります。そのため細胞の異常増殖の概念から派生する他の論理は必然的に受け入れられなくなります。

例えば、自己を守る自己免疫が「自己」を「異物」と誤認識して攻撃するのは遺伝子の異常に起因するという論理があります。

自己免疫の誤認識をがん細胞の異常増殖の概念から論理だて実証することは腫瘍学の論理が立証されていないため、類似した概念を用いても問題解決はできません。

喫煙、アルコール、有害物質、環境、食習慣、ストレス、心理的要素など遺伝的要素が常にがんを誘発していると言われますが、混乱と諦めだけをもたらしています。がんの正体は想像するほど複雑ではないはずですが依然として謎に包まれています。

「科学的実証」と遺伝学の嘘

科学的な問題は論理的に問題解決ができ適切な治療が導けなければいけません。病因の特定により治療法や実践が有効的に作用しなければなりませんが、残念なことに現在の腫瘍学では実現していません。近代医学、代替医療も論理的にがんの成因を解明しようと試みていません。

しかし基本的な概念の立証を抜きに、腫瘍学者、研究者はがんの理論、治療制度は「科学的に実証されている」と評価しています。

この「科学的実証」という概念はあらゆる治療法や研究提案の正当性を決定するパスポートのような役割を果たします。

科学的方法はガリレオや今世紀ではポパーの論理に基づいており、科学の道を志す研究者にとって必要不可欠な方法論になります。

科学的な実証について説明をします。

1 ある事象の観察に基づき仮説を構成する
2 ある事象を再現し分析をする

③ある事象に対する法則を構成し、事象の予測を可能にすることで科学者の研究の道筋を作る
④得られた結果を他の研究者と共有する能力を有し、発見された事柄をさらなる研究、検証、応用の基礎に使えるようにする

科学の世界だけでなく社会にも恩恵のある科学的な方法は多くの人々から間違いなく支持されるでしょう。科学者の場合、科学的な実証に基づいた研究を遵守しなければ実績は望めませんし孤立するでしょう。

ですが、現代腫瘍学は理性をもって科学的方法を遵守せず、何十年にも渡り医療の実践結果を曖昧にし続けています。これは何が原因であり何が問題となっているのでしょうか。

原因として、ある理論がそれ以前の理論よりある一定期間革新的な効果があり、説得力がある場合、その概念は支持され浸透します。しかし時間の経過と共に有効性が薄れ、ある事象に対し限定的な効果となると、研究や理論は同じことの繰り返しとなり無意味となります。

さらに、最初の理論がそれに続く概念や実験と次第に切り離されてしまい、理論を支持し立証する効力が抽象的になり、内容が検証や批判をされることなく守られ続けているのが現状です。そのため理論に付随する仮説が無意味な研究と共に、際限なく増えてしまう傾向にあります。

例を挙げて説明をしてみましょう。

形而上学的な仮説を以下のように立てたとします。

「ヴィシュヌの神は、太陽、水、地球など宇宙の要素を用いて万物を癒すために存在します」

次に、この仮説が真実と一致するように科学的に実証をしてみましょう。科学者であれば、まず2種類の研究、疫学研究と科学そして物理を扱う研究を行うに違いありません。研究プロジェクトの規模は、世界からの支援額により決定されるでしょう。

最も豊かな国アメリカの科学者ならば、光の強度、屈折率を計算することから始めるでしょう。そして疫学のため様々な都市で一定数の個人の身長と体重を計り、地球の水の成分と腹部と手足との関連性を研究するでしょう。

代謝過程での分子変動が肥満率にどう影響を与えているのか、受容体の遺伝的違いが代謝機能不全にどう貢献しているかなどの研究が行われるでしょう。

この研究から得られるものは、方法論的な測定の正確性、許容誤差、信頼区間、証拠の質、慎重なインタビュー、公表された研究との関連性、実験の再現性の権利、そして国際的な学術界と結果共有、などです。

ヴィシュヌの神の例は明らかに支離滅裂ですが、記述した方法論を用いて遺伝理論の実証がいかに不可能か比較をしながら説明することができます。この世の万物をくまなく測定し研究をしてもヴィシュヌの存在を科学的に実証することはできません。遺伝理論とヴィシュヌの例双方はもはや科学的証明の対象ではなく、むしろ信仰の対象として扱われるべきでしょう。

腫瘍学の研究理論は2つの基盤となる仮説に基づいています。

①がん細胞の異常増殖は遺伝子の突然変異により引き起こされる
②がんは常に増殖し続ける細胞集団である

後者は事実を記述した仮説であり、前者は後者の仮説を立証しようとする仮説であるためさらなる検証が必要となります。

そこでがん細胞の突然変異は過剰増殖に起因するという仮説を立て、実証を試みると、次は何が過剰な細胞増殖を促しているのかという発生機序を解明しなければなりません。

がん細胞の異常増殖はDNAの機能低下、特に細胞増殖に必要不可欠な遺伝子の分子が原因だとする仮説もあります。

そしてこの機能低下は膨大な数存在する、連続した分子損傷が引き起こしているという仮説もあります。

ですが、なぜ損傷が引き起こされ、どのような決定因子が原因となっているのでしょう。

遺伝子変異による細胞の過形成を引き起こす因子には成長因子、ホルモン、有毒物質、放射線、ウイルス、栄養不足、遺伝的要因、免疫機能障害、過度の神経精神的ストレス、などが挙げられます。

14の仮説のうち始めの4つの仮説のみ理論的ですが、その他の仮説は実験を行い立証する必要があります。膨大な実験、研究が不可欠となりますが、細胞内に存在する酵素、タンパク質の種類、有害物質が与えるがん増殖作用を考えただけで、立証に必要な実験が無限大にあり全てを研究するのは不可能であることがわかります。

がん研究理論の基盤となる第一番目の主張は、がん細胞の突然変異ですが、いくつかの異なる概念が含まれているためさらに詳しい分析が必要となります。

基本となる主張

1 がん細胞は常に増殖する
2 遺伝子の機能低下ががんを誘発する
3 分子レベルにおける遺伝子の変異ががんを引き起こす
4 機能低下が制御不能のがん細胞増殖をもたらす

これらは基本的な主張としてだけではなく命題となり、実験は命題ごとに進められます。可能性として無限大の要素が存在するため、実験の結果は他の実験と関連性はありません。

研究例をいくつか記述します。

[1]細胞増殖の特徴をがん細胞の実質、度合い、質などのサブタイプに分類し研究する

[2]どの遺伝子が遺伝子変異を引き起こしているか研究を行う

[3]何十年も長期間に渡り遺伝子クラスターの相乗効果、例えばがん細胞と体外in vitroで培養された不死化細胞との関係性を解明する研究

[4]遺伝子の変異をもたらす数多くの有害物質などを研究

遺伝子変異をがんの発症原因とする理論は、たとえ全ての事象を実験、研究したとしても決定的な結論や結果の同定は不可能であることが明白です。無限大の研究、実験を行って特定できる発症原因は果たして存在するでしょうか。強調していいます。遺伝的要因とがんの発生は何の関連もありません。

ヒュームはこう述べています。

「証明（デモンストレーション）は非常に魅力的か、何の効果もないかのどちらかです」

ハイデガーはこう述べています。

「川の流れのように限りない言葉や論議は理解を曖昧にするだけでなく、ありふれた、陳腐なものにします」

結論として、科学的実証は最善の形式で実行されたとしても仮説が抽象的、形而上学的であると実証が不可能になると言えます。

有用性のない科学的方法を自慢することは、振り子を使用してがん治療を行うより教養があるかもしれませんが、ほぼ同等レベルの内容です。

しかし、遺伝子変異の理論を反論をする前に遺伝子概念の正当性はどれほどあるかを分析し、有効性を見極めることで治療法提案の妥当性を理解することができます。

改めて、ここで遺伝子的要素とはどのようなものであり、何を解き明かし、どのような資質があり、聖典にはどのように記述され、患者さんにどのような望みをもたらしてくれるのか再考察する必要があります。

それは、上記の問いは従来の腫瘍学治療の理論基盤に潜在的に存在する課題でもあり、演繹の矛盾は理論や遺伝子の失敗を意味します。実証が不十分であれば膨大な有効性のない腫瘍学のがん研究と治療法は実践されなくなるでしょう。

奨励されている抗がん治療の根本的概念の理解を深めるために、腫瘍医と患者さんの架空の対話を用い解説をします。

患　者：なぜ手術の他に化学療法と放射線療法を受けなければならないのでしょうか

腫瘍医：ご説明をしましょう。がん抑制遺伝子が突然変異し、がん細胞が無秩序に増殖をし始めてしまいました。化学療法、放射線療法、または外科的手術を行えば、変性して塊となったがん細胞を死滅させ高い治療効果を得ることができます

患　者：つまり変異してしまった細胞を死滅させることが、治療目的なのでしょうか

腫瘍医：そうです。現代医療は大きな飛躍を遂げ、あらゆる治療手段を駆使しがん細胞の死滅を行っています。先に述べた治療法の他に、免疫遺伝学による能動免疫療法、遺伝療法、モノクローナル抗体、ホルモン療法があり、ホルモン療法は乳がん、前立腺がんなどのホルモンが深く関わっている疾患に特に効果があります

さらに抗腫瘍血管新生療法という、がん細胞の増大につながる血管新生を阻害「飢餓」させる治療法もあります。免疫刺激物質という免疫系を活性化させ、がん細胞を制御させる物質も治療法と

して行われます。

患　者：このような高度な科学的知識に支えられた細胞の増殖を抑制する治療法であれば、安心して治療を受けられます

腫瘍医：もう少しお話をしましょう。モノクローナル抗体を使用すれば、マイクロレーザーやマイクロメスのように正確に単一のペプチド、特異的なタンパク質を攻撃することが可能になります。遺伝子治療では無秩序ながん細胞を弱らせることができ、抗がん剤を併用すればさらに治癒効果が上がるでしょう

患　者：私の病状に最善の治療法を選択していただけると幸いです

腫瘍医：ご安心ください。専門医師があなたの病状に最善な最新の治療法を選択いたします

患　者：み心が行われますように

この対話には３つの重要な要点があります。

1 全ての治療は遺伝子変異ががん細胞の無秩序な増殖を引き起こしているという仮説に基づいている

2 多くの科学者による研究方法や観察は非常に高度で洗練されたように見える

3 専門機器を駆使できる数多くの医療専門家に患者さんは治療を委ねている

これらを再考すると、「果たしてがんは完治し、がん患者さんの回復の見込みが保証されているのか」と疑問が残ります。

立証されていない仮説に基づいた治療法であることを考慮すると「その可能性は皆無に等しい」と断言できます。

いまだに細胞の異常増殖とがんについて、または変異誘発と悪性形質転換、In Vitro（体外）で観察されるがん細胞の異常増殖と生体内でのがん発生等の相互関係について、科学的な実証に成功した専門家は存在しません。研究室の世界と実世界の生命現象は全く異なります。

公式医学は腫瘍学の理論は実証され、十分裏付けされていると主張をしていますが、正当性に欠け、始めの理論から誤りがあります。

“Oncological Medicine”「腫瘍学」（BonadonnaG., edition CEA, Milan, 1999）１６６ページにがん転移の過程についてこう説明がされています。

「このように、次のことが『実証』されています。細胞の大きさ、血管、細胞変異などの因子以外に、血管新生の部位は血管壁接着の発生機序や、がん細胞により発現した分解酵素の種類、血管組織内に存在する抑制酵素、単一細胞転移に好都合な走化性の因子、オートクリン、パラクリン増殖因子などが密接に関与し、血管新生の促進や維持の一助となっています」

さらに脈管内のがん増殖、転移のメカニズムについて同ページにこのように記述されています。

「分子レベルでのがん発生原因は未解明です」

１６０ページにはこう書かれてあります。

「血管新生のプロセスはがんの転移後に始まります」

これらから腫瘍学療法の妥当性を疑問視する声が専門家の間からも上がっていることが認識できます。そして「実証」されていると記述されていますが、腫瘍学全体の治療行為の有効性、正当性は確認されていないため、「実証」は誤りと言えます。

腫瘍学理論の仮説から次の病因因子が予測できます。

Ⓐ遺伝子と染色体の変異
Ⓑ分子変異
Ⓒホルモンによるがん細胞の変異
Ⓓ成長因子によるがん細胞の変異
Ⓔ免疫不全によるがん細胞の変異

がん細胞は無秩序に増殖するという仮説は全て5つの因子に基づいています。

1 無秩序に細胞が増殖し続ける事象は因子Aにより説明ができ、また因子Aは因子Bにより説明ができます

2 無秩序に細胞が増殖し続ける事象は、全ての因子の共時作用により図式化して説明ができます

a UP∧A∧B∧C∧D∧E

b UP＝A＋B＋C＋D＋E

次は上記の因子と研究報告の引用文をもとに考察してみます（"Oncological Medicine"「腫瘍学」（BonadonnaG., edition CEA, Milan, 1999））。

因子A：7ページ第3段落

「染色体変異の発生機序はいまだに解明されていません」

因子B：137ページ最後の段落

「分子に直接作用する分子標的治療の有効性はいまだ明らかにされていません」

因子Ⓒ：385ページ

「乳がんなどのホルモン依存性がんを標的とした様々な治療法の有効性は大まかな指標でしか表されていません」

因子Ⓓ：124ページ

「プロトがん遺伝子の生物学的研究により、遺伝子変異が組織的にがん増殖を促していると実証されていません」

因子Ⓔ：157ページ

「がんの特異的な免疫学的療法は、腫瘍免疫学において最も重要な研究と位置づけられていますが、現在その有効性は現実的ではなく潜在的な可能性にとどまっています」

仮説UPは上述の連続比例のモデルを基に、Aという未知の事象で証明され、次にBという未知の事象、次にCという未知の事象と無限に未知の事象を追加して証明が行われています。

仮説UPは数々の未知の事象集合体（A,B,C,D,E,n）により証明が行われていますが、全ての因子が未知であり仮説は謎に包まれてしまいます。

矛盾した論理を基盤とする腫瘍学は果たして合理的な必要条件を満たし、記述的に真実なのであろうかという疑問が生じます。

そして次の記述があります。

「動学的知見から、がんは異なる種類の細胞により構成され増殖細胞は少数派であります。しかし、固形がんの異常増殖は初発段階のみ発現します」

(Bonadonna, Rubustelli, page 72)

腫瘍学の根本的理論や仮説は妥当性がないことが以下から裏付けられます。

1 矛盾した理論に基づいているため真実に合理性がありません。過形成（異常に増殖する細胞）も同様に矛盾しています

2 全ての事実、事象は未知であり十分な論証ではありません

アリストテレスはこう述べています。

「物質が何かわからない場合、物質がなぜ存在するのかという問いに答えるのは難しく、それゆえ物質を理解するのは困難です」

ショーペンハウアーはこう述べています。

「証明をしようとする命題が最終的に最初の命題へ導かれるのであれば実証をする意義がありませ

ん」

実在しない「真実」が未知の事象により立証され、さらにがんの無秩序な増殖は遺伝子に起因するという仮説から結論が強引に導かれています。

強引な結論は、体内で正常に機能している細胞のメカニズム、日々産生される細胞がある日突然何らかの原因により組織内で正常に機能しなくなると主張しています。歪んだレンズを通して理解を試みると、正常細胞がプロトがん遺伝子と定義され、さらに細胞増殖を抑制する遺伝子はがん抑制遺伝子、もしくは劣性遺伝子と定義されてしまいます。

具体例を挙げてみましょう。不明確な仮説に支持された全ての研究によると、日々産生される甲状腺ホルモンはある日突然、原因不明のまま遺伝子が変異しホルモンの成長は妨げられてしまうと主張しています。

根拠が曖昧な仮説は、あたかも食べ物を咀嚼する器官は口や内臓としつつ、ある日突然、手が代わりに咀嚼をすると定義づけるのと同様です。

がん発症の仕組みが未解明なのであれば、腫瘍学の仮説を立証することはできません。強引な作り上げた仮説になります。あらゆる医療行為が誤った理論を基にしつつ、継続して実践が行われている現実を理解するのは困難です。

複雑で不明確な遺伝子因子や、あらゆる組織を破壊し細胞増殖の暴走を引き起こすがん、生体の潜在的な抑制能力。多岐に渡る議論は「もし〜ならば」「おそらく」という言葉が過剰なまでに用いられ、狂気じみた理論展開が繰り広げられています。

PCRポメラーゼ連鎖反応法、DNA増幅方法を開発しノーベル賞を受賞したキャリー・マリス博士は1994年7月に発行された〝Spin〟のセリア・ファベール氏のインタビューの中でフィクションを科学的データであると偽る科学界の専門家を強く批判しています。

「がん遺伝子を研究しているといいますが、遺伝子はがんの発症と関連性はありません。研究は無意味です」

一体なぜ専門家は現在も矛盾した理論に固執するのでしょうか。非合理的な理論を魅了する原動力はどのようなものなのでしょうか。唯一考えられる論理的な動機はおそらく惰性でしょう。

カントはこう述べています。

「静かなところで自らの無知さを告白するべきです。日常的に慣れ親しんでいるため、実際そうではないと不安を感じつつも、信じようとしているのです」

カントの言葉から、ある街灯の下で鍵を探す酔っ払いの物語を連想することができます。

ある通りがかった人が、酔っ払いにこう尋ねます。

通りがかりの人：どうかしましたか？
酔っ払い：鍵をなくしてしまってね……
通りがかりの人：どこでなくしてしまったのですか？
酔っ払い：道の反対側です
通りがかりの人：ではどうしてここで鍵をさがしているのですか？

ここで通りがかりの人は驚きます。

酔っ払い：反対側には街灯がありませんが、こちら側には街灯があるので

ノーム・チョムスキー氏はこう述べています。

「科学はこのように進歩します」

ショーペンハウアーは次のように述べています。

「光の道筋がすでにあるところでは、それしかできず、誤りは何世紀にも渡り引き継がれ、全ての

人に課せられます」

多因子という間違い

腫瘍学で最も重要視されている遺伝子理論は、がんの発症は多因子の関与によると主張をしています。

基本理論はがん発現には多因子の付随が不可欠であり、多面的、長期的に渡る多因子の影響から遺伝子の変異が蓄積され細胞の無秩序な増殖が発現し、結果としてがんが形成されると定義をしています。

しかし、基本理論に相関する要素が無限大に存在し個々の構成要素を理解するのは難しく、多因子概念は非常に複雑であり曖昧であります。

一方で、論理的知見から発がん因子は無限大に存在すると認めることは、逆説的に多因子の関与は偽りだと容認することを意味します。多因子概念は多くの要素が明らかでないため矛盾を招き、実際何世紀にも渡り矛盾は認識されています。

引用をいくつかご紹介します。

「公理の数が少なければ、結論に早くたどり着けます」（『オルガノン』アリストテレス）
「複雑な概念は多くの場合間違っています」（ジョン・ロック）
「既存の公理に適応させ積み重ねるのではなく、新しい公理をあらゆる事象に対しそれぞれ導き出すことは、良心に基づいておらず一層複雑にさせ公理の妥当性を失わせます。多くの偽りで無知をごまかしているにすぎません」（デイヴィッド・ヒューム）
「結論を導くために科学が装飾され調合されてしまうと、何度も新しい道筋を探し結論を導かなければならなくなります。もし集団の中で共通の結論を導けないのであれば、そのような研究は科学において明らかに適切ではありません」（カント）
「真実を導いてくれる最も確実な方法は最短の手段を選ぶことです。余計な概念は誤りをもたらします」（ショーペンハウアー）
「機械の複雑さは有効性、実用性に関連していません。科学理論は複雑な機械の細部まで表現はできません」（カール・ポパー）

多因子ががんの発症に関与しているという理論は多くの研究に有益でないばかりか、破綻した概念であり、深く根付いている科学的な無知を覆い隠すベールであると言えます。

がん統計データの誤り

生存率の統計は腫瘍学において最も矛盾した論争的な問題であります。公式な生存率の指標は2人に1人回復すると示し、この驚くべき指標により患者さんそして科学者両者に希望がもたらされます。

しかし、実際患者さんは日々亡くなっています。科学者の知見は、研究は有効的であり代替的、革新的な治療法ではなく従来の治療法に基づいた研究を継続すると言及しています。患者さんは統計指標から、代替医療ではなく通常医療やプロトコルを選択しなければ生存率は50％にならないと脅されているかのようです。

一方、腫瘍学の破綻を認識している人々にとってこの統計指標は科学的、心理的な目隠しであり誤りであると感じるでしょう。

いくつかの理由を挙げてみます。

①生存率は考えずに、がんと診断された身近な人を思い浮かべた際、生存者はごく数人しかいません

2治療の副作用は劇的、致命的です
3従来の治療法を選択しないがん患者さんは長生きをします
4発がんの原因解明の見込みは少なくとも10年後でしょう

経験や証拠に基づき、腫瘍学の治療を選択するべきではないと認識しつつ、生存率50%に惑わされ治療は成功すると考慮してしまいます。少しでも生存率の統計が誤りであると証明されれば、一瞬にして腫瘍学の信頼はなくなるでしょう。では生存率50%のどこに誤解、偽りが潜んでいるのか考察してみましょう。

1生存率50%の集計対象は誰でしょうか

統計データの精度が十分でないことは明らかです。がん治療に混乱をもたらすだけでなく、様々な解釈を与えてしまいます。指標は年間のがん罹患率と死亡率の中間的な指数なのでしょうか。もしそうであれば、新規診断されたがん患者さん100人中50人が亡くなることを意味します。それともこの生存率は全てのがん疾患の生存率平均なのでしょうか。

肺がんの生存率が10%、そして甲状腺濾胞がんの生存率が90%と仮定すると、双方の全体的な死亡率は50%になります。同様に全てのがんの割合を計算することで平均率が算出できます。

しかし、割合の極端に異なるがんが同等に扱われているため、明らかに統計指標の計算値は誤りであることがわかります。もし肺がんの罹患率が10万人中100人であり、甲状腺濾胞がんの罹患率が10万人中1人である場合、がんの死亡率を50％と算出するのは誤りです。指標が正しいと仮定すると、肺がん患者さんの生存率10％は101人中90人死亡となります。

②統計の対象にはどのがん種が含まれているのでしょうか

がんの病期は「異形成」「同時多重がん」「前がん病変」「がん」などに分類ができます。がん統計には異形成など、がんではない病期まで対象とされることが多く、統計データの精度低下をもたらします。直腸ポリープ、乳房の異形成、その他無害な病変はがんではなく、指標を膨らませています。

③がん回復の定義は何を基準としているのでしょうか

多くの場合、例えば外科的手術（腸切除など）の施行後、退院証明書に「臨床的な回復」と記述されます。ある一定の期間が過ぎ肝転移が発症すると、「臨床的な回復」と記載されているため、肝転移は原発がんとみなされます。

統計指標の算出では、例えばある患者さんが何度も入院し、その度回復し退院したとすると、生存率が上昇してしまいます。

ある患者さんがある病院で治療を受け回復したと仮定しましょう。その後、病状が悪化し別の病院に入院し、死亡したとします。本来ならば、一度回復した記録は生存率算出の対象になるべきではありませんが、指標に含まれ、生存率は明らかに誤りだと認識できます。

4 利害の対立

従来の治療法やプロトコルを提案し実施している組織や医療機関は統計データ収集に貢献しています。データの管理、取り扱い方に規定がなく、統計指標が正しいという保証はありません。この状況は、あるレストランの主人が他の競合しているレストランの主人に双方のレストランで出しているワインの品質の評価を依頼するのと同じことです。

科学は科学であり、科学者は利益追及が動機となる利害の対立は避けなければなりません。しかし、統計調査を行う専門家の頭の中で、非科学的要素が意識や潜在意識の中に少しずつ芽生えているのが現実です。

数年前、南アフリカの大学で起きたベズウォーダ教授の論文捏造事件がありましたが（脚注27）、この事件で大学教授による乳がんの高用量化学療法に関するデータ捏造が発覚しました。この不正は高額な保険料支払いに躊躇したアメリカの保険会社により発見されました。

この捏造は指標算出の偏りと類似する点があり、多くの場合統計学、科学的な情報は医療機関などの組織の利害関係があり、治療との関連性は低くなります。

重要な科学雑誌「British Medical Journal」の元出版者リチャード・ミス氏は「PLoS

Medicine」に掲載された社説を通じてこう述べています。

「医療出版社は広告費として多額の金額を多国籍の製薬会社から受け取りマーケティング部門のような役割を果たしています」

スミス氏によると医学雑誌の依存度は、業界から支援を受けている臨床試験の広告に比べれば低く、臨床試験結果は広告料に左右されています。それゆえ信憑性は低く偽りです。

5 腫瘍学の衰退

現在の腫瘍学の基本的理論、実践は科学的な研究の有益性を重視し、がんの原因解明を試みていますが、疑問視する主張が渦巻いています。何十年も経った現在、いまだにがんの発生機序は解明されず世界は濃い霧に包まれています。

世界最高の研究機関は高い技術を有し信頼性があり、50年以上にも渡るがん研究は混迷し、死亡率は減少するどころか世界中でますます増加しています。

あらゆる研究、臨床試験からがんの発生機序が解明され、がん治療の向上に伴い患者さんに恩恵がもたらされると研究者は主張していますが、現在の研究成果は乏しく十分な貢献がなされていません。

日々研究者によりがんを死滅する物質が発見され、新薬開発が行われていますが、これら全てをプラスの要因と考慮し単純に掛け算をすると、腫瘍学はあらゆるがん症例を１００％回復させる効果があることになります。

これは事実でしょうか。

何が問題なのでしょう。

どのようにして研究者はがん研究の妥当性を確信し、明らかに破綻している腫瘍学の研究発表や文献の正当性を主張できるのでしょうか。悪意があってのことなのでしょうか。それとも厳しく表現するならば「一般世論」にただ従順しているインテリ科学者なのでしょうか。

科学者の心理学的分析をこの場ではしませんが、どのようなメカニズムが科学者のモチベーションを駆り立て無益な研究を実施させているのか考えてみましょう。

このメカニズムはブレーキが効かなくなっている「フェード現象」と言い表せます。破綻している治療法を改めて革新的な治療法発見と飾り立て、偽りをさらに複雑な結論で覆い隠し、がんの成因が解明されたように見せかけているのです。

腫瘍学研究により開発される化学療法薬、ホルモン阻害薬、モノクローナル抗体、抗血管新生薬などは、この歯止めが利かない歪んだメカニズムの影響を受け、専門家を現実から目をそらせるようにしています。

例を挙げてこの議論を分析してみましょう。

乳がんのホルモン療法

アロマターゼ阻害薬、抗エストロゲン薬はエストロゲン作用を阻害する目的で作られた分子標的薬です。乳がんのホルモン療法に的をしぼり、どのような理論、論理的なエビデンスを基に有効性を実証しているのか分析してみましょう。

過去5年間に発表された科学文献を分析すると、ある普遍的、絶対的、そして明確な事実として、乳がんの70％はホルモン依存性であると導けます。

しかし、この事実は妥当でしょうか。

研究内容を詳しく分析してみるとホルモン依存性のがんは70％しかホルモン療法に反応しないという別の事実が浮かび上がってきます。「反応」とは何を意味するのでしょう。研究によると、薬剤がある特定の疾患に反応をすることで、病気の進行を抑制し、奏効率、生活の質、その他を向上させると定義されています。

次に客観的奏効率について考察してみましょう。客観奏効率（OR）とは治療を実施した後、がん細胞の縮小が認められた患者さんの割合を示すものですが、縮小症例はわずか全体の20～30％との興味深い研究報告が多く発表されています。

そして客観奏効率は完全奏効（CR）と部分奏効（PR）の合計、通常1対10の割合で表されます。つまり治療効果の認められた患者さん10人中９人は縮小が確認されつつも短期間で再発の可能性があり、完全奏効は1人のみとなります。

奏効率の算出から乳がんのホルモン治療の薬効は驚くほど低く、有効性は殆どないことがわかります。

理由を記述します。

1乳がん患者さん全体の70%がホルモン依存性乳がんであると仮定すると、ホルモン受容体は陽性とみなせます

2 70%の患者さんに対し治療効果が70%であるとすると、約50%の患者さんに奏効すると導けます

3 50%中、客観奏効率が30%であれば奏効率は全体の15%となります

4 15%中10%の患者さんしか完全奏効が認められないのであれば奏効率は全体のわずか1・5%となります

奏効率が妥当な指標ではないことは研究者には一目瞭然です。通常５%前後の測定、評価の誤差は許容範囲内とされていますが、誤差はそれ以上です。奏効率は診断ミス、神の力、その他の数限りない因子が関与している可能性はありますが、ホルモン治療薬の薬効がもたらした指標ではないことは明らかです。

より優れた抗ホルモン剤の開発研究が繰り広げられていますが、ホルモン療法の研究や治療法の有効性は殆どないと判断ができます。

乳がんの分子標的治療薬であるタモキシフェン、アナストロゾール、レトロゾール、エキセメスタン、フルベストラントなどの奏効率は、治療薬により約5%程度ばらつきがあります。この奏効率5%の差を例えば先に述べた奏効率1・5%に当てはめてみると、0・01%と算出ができます。もしこの0・01%のために新薬の研究開発が行われているのであれば、有用な成果のない研究になります。腫瘍学で使用されている抗がん剤と、ごくわずかな奏効率を掛け合わせ算出された指標を考察すると、何百万人ものがん患者さんが薬剤の犠牲になっている事実が鮮明に浮かび上がってきます。

6 示唆的な外挿法

外挿法を用いた科学的データの推計は分子標的治療の有効性を支持するかのように見えますが、実際治療効果はありません。外挿法による推測は簡単に表せ、分子標的治療薬の有効性を比較し強調することが出来ますが、一方で外挿法の予測分析は有効性の変化を抜きに表示され、統計は信頼できません。

がん治療薬として何十年も使用されているタモキシフェンを例に挙げ、乳がんの抗ホルモン療法を説明してみましょう。

「数多くの研究からタモキシフェン、アジュバント療法は乳がんの発生リスクを約40％低下させることが明らかになりました」（Bonadonna, page 728）

画期的な統計報告ですがアジュバント療法の症例数は非常に少なく、乳がん全体の発生リスク低下の貢献度は限定的になり指標の信憑性はありません。

「両側乳がんの発生率は予想を上回り年間約1％上昇するでしょう」（Bonadonna, page 727）

上記の報告からタモキシフェンの有効率を改めて算出してみると乳がん全体のわずか0・4％にしか該当しません。

革新的な発見という偽り

私たちは長い間、人間の科学的征服、進歩に関する報道を興味深く期待を込めて聞くことに慣れ親しんできました。月の石の発見から火星の水の発見、またクローン羊「ドリー」からソーラーパワーの自動車まで、科学者、研究者の驚くべき才能に深い尊敬を抱きながら人間の可能性に魅了されてきました。

ところがこの積極的な姿勢は皮肉にも医学、特に腫瘍学において医療崩壊を隠す手段として利用され続け、過去20年以上にも渡りがん治療の神話を世論に納得させてしまいました。

丹念に演出された映画のごとく、遺伝学、分子生物学、様々な分野から毎月がん治療薬に有効な物質を開発したと発表がされ続けています。数々の新しい発見はメディアから賞賛されますが、一方で流星のごとく夜空に輝いてはすぐ暗闇に消え忘れ去られています。

極めて低い研究成果にもかかわらず科学者は2つの目的を達成しています。

Ａ社会に対し偽ること
Ｂ無益な研究資金を得ること

腐敗した現状が続く要因を具体的に説明しましょう。

1研究分野へのアクセス
遺伝学、分子生物学の研究内容は、医師も含め、一般の人々からのアクセスは不可能です
2研究内容が分子レベルになり精密化され高額な精密機器を利用しなければ研究開発が行えなくなった
3がん専門用語は非常に複雑、難解であり、内容が常に進化しているため理解するのが困難
4分子レベルからのがんメカニズム解析が分子生物学者に限定されてしまい、医師が疎外される傾

向になった

5 優れた成果が見込まれない研究が継続され、新しい研究開発の度にがん問題は解明されたと賞賛される

6 権力のある科学的、ジャーナリズム的ネットワークに支持されたマスコミの宣伝、そして政治的な談合

7 腫瘍学研究の誇張された成功。成功は偽りもしくは歪曲

8 革新的、重要な研究に対する組織的、方法論的抑圧と規制

次に「科学」という制度の概念について考察してみましょう。これは国が立案、支援を行う研究開発であり制度に「登録」されていない専門家は研究開発から除外されてしまいます。

大学教授、医学会の役員等、ごく一部の専門家のみ研究開発の補助金を受ける権利がありますが、個人は製薬会社から巨額の資金援助がなければ研究が行えません。

登録されていない専門家の画期的な企画立案、治療法は自動的に「非科学的」と定義されますが、一方で制度に支援された有効性の確立していない、毒性の強い治療法は「科学的」と定義されています。

がん患者さんは抵抗する力もなく、苦しみながら日々亡くなっています。国から承認を受け、偽りを伝える情報システムに支えられた腫瘍学のがん治療の犠牲となって。

誰もが、1分ほど腫瘍学の遺伝子、ウイルス、受容体、分子、薬剤研究に目を通せば、集合的無知に覆われた非現実的な研究であると理解できるでしょう。

脚注28に説明がありますが、腫瘍学の研究は分子生物学と深く関与し医師ですら難解な専門用語が多く使用されています。

例えば何日間も分子カスケードの相互関係について研究をしたとしましょう。研究を重ねカスケードの経路を解明したとしても、それはどの細胞にも存在する普通の分子経路に過ぎず、負のスパイラルに陥るだけです。さらに各分子経路を解析し、活性亢進、活性抑制を分子レベルで解明し、発がん物質、DNA、ウイルス、化学療法薬など様々な分析を行ったとしてもそれは「バベルの塔」と同等の混乱を招きます。結果として非現実的、妥当性のないプロトコルがもたらされるだけです。

一体なぜ、超ミクロな分子レベルからタンパク質、酵素を解析し「がん細胞を死滅させる物質」を発見しなければならないのでしょうか。

十分な成果のない膨大な数の研究や毒性の強い薬理学的、臨床的な実験が自信を持って行われています。

革新的な発見と表向きでは言われていますが「偽り」であり実際には誰にも理解できない研究や実験が際限なく行われ、腫瘍学の失敗が闇に葬られています。

腫瘍学の矛盾

　長年に渡り革新的ながん治療を期待してきましたが腫瘍学の成果は乏しく、遺伝子変異をがんの原因とする矛盾に満ちた概念はきっぱりと捨てるべきであります。矛盾する概念は科学的理論よりむしろ信仰に起因する問題であり、「聖典」が出版されれば明確に理解ができるはずです。遺伝子に関する腫瘍学や内科の論文、資料のページをめくれば遺伝子理論は予盾に満ち、論理的ではないことが改めて認識できるはずです。

〝Oncological Medicine〟（脚注29）の論文そして、〝Internal Medicine〟（脚注30）の論文に記述されていますが、冒頭で公理が提案されつつも末尾で公理が否定されています。どちらの論文も注意深く読めば遺伝子に関する記述の曖昧さが浮かび上がってきます。〝Yes〟「はい」ではなく、数限りない〝If〟「かもしれません」ばかり記され、具体的に将来研究成果が実現するとは示されていません。

　脚注31で報告されている抜粋にも腫瘍学の矛盾した妄想とも言える遺伝子研究について明確な記述があります。議論として取り上げるのであれば問題はないとしつつも、科学的レベルでは受け入れ難く破棄されるべきであると記述されています。腫瘍学の主張する「かもしれません、おそらく、もしかしたら」という研究に左右され社会全体、多くの市民が犠牲になっている事実は堪え難いことです。

現在の腫瘍学の妥当性を否定すると、様々な情報源から伝えられる代替医療、通常医療の治療成果をどのように評価すべきか考えなければならなくなります。論理的に考察して治療効果は通常医療によるものではないでしょう。それは実際にがんに「何が奏効しているのか」判断ができず（脚注32）、可能性として前述の治療法が偶然に未知の要素と相互作用し、がんに奏効しているかもしれないからです。

通常医療を含む全ての医療はそれぞれの知見から治療効果を判断する権利はあります。しかし治療成果がどのようにもたらされたのか、実際誰も解明ができていません。極めて厳密、正確に行われる研究実験でさえも妥当性は定かではないことを理解する必要があります。腫瘍学は崩壊していますす。がん治療は別の角度から光をあてることで始めて現状が打破され問題解決につながります。

生存率の偽り

一般的にがんは不治の病と考えられています。身近な知人、親類、友人がこの恐ろしい疾患にかかると生存は殆ど見込めず奇跡が起こらない限り治癒しないと受け止めます。

一方で、公的な統計は楽観的な指標を公表し回復率は50％、2人に1人は生存すると示しています。「科学的な分析」とされる回復率は心強い指標を表していますが、一方で世界中で非常に高い死亡率が公表されています。
なぜこのような矛盾が生まれるのでしょうか。
人々が心に抱く絶望感はどのようにもたらされるのでしょうか。

矛盾を引き起こす要因を3つに分類し説明します。

A 研究者としての姿勢
B 主観的な統計指標の解釈
C 主体性の低さ

Aのカテゴリーについて詳しく説明してみましょう。

1 従属的な姿勢
他の研究者の提案に従順する
2 利己的
現状、例えば経済的補助、研究をする環境に甘んじて自分に有益な行動をし、獲得した情報を顕在的または潜在的な先入観、知識に基づき判断をする

3 **不誠実**

正当性のない概念と認識しつつも利己的にその概念を広める

4 **詐欺**

統計指標を意図的に改ざん

5 **恐れ**

間違いをする恐れ、損傷を与える恐れ、当局に通報される恐れ、体裁の悪さへの恐れなど（脚注32ａ）

Ｂの歪曲の要素は2番目のカテゴリーに属します。

この要素は研究者の心の構造、心の形成に起因し思慮深さと関連性があります。

6 **準備不足**

研究者が専門分野で優れていつつも、関連する非専門の議論に不可欠な科学的知識が欠如している（脚注32ｂ）

7 **エビデンス不足**

誤差のある指標が容認される場合、例えば膀胱がんの生存率、統計指標が13〜45％と示される等（脚注32ｃ）

8 認識不足

7に類似するが8の場合、研究者が多忙を理由に（政治、体制、経営など）許容範囲外の腫瘍学の研究結果、データが認識、理解不足から容認される

9 エネルギー不足

医学界は目まぐるしい速度で変化し、膨大なエネルギーが必要となる。複雑な医療技術が不可欠な分野であり医師や学者に対する仕事量、精神的ストレスは高まる一方（脚注32d）

Cの無意識に医師や研究者を条件付ける要因は3番目のカテゴリーに属します。

10 支配的な概念とイデオロギーの受動的な受け入れ

具体例を挙げてみます。

a 知識は常に徐々に浸透するため実験は医学の進展に最も適切な手段となります

b がんは多因子性の疾患です

11 著名な研究者の思想とイデオロギーの受動的な受け入れ

よくある間違いとして著名な医師や科学者の思想、意見は他者よりも正当性があると鵜呑みにすること。

例えば、ノーベル賞受賞者、元政府大臣である医師、大学教授、テレビ出演をする男性などが医

学研究の重要なテーマ、抗がん療法の開発などについてコメントをすると、私たちは神の言葉のように信じてしまう傾向がある（脚注32e）

⑫過去の偉大な研究者に対する敬意

歴史的偉大な人物を過大評価してしまうあまり、科学的概念が誤りであり歴史的枠内でしか通用しない場合でも容認する傾向がある（脚注32f）

⑬世界的規模で企画立案されている研究の受動的な受け入れ（脚注32g）

矛盾を引き起こす様々な要素は、科学者の判断を狂わせ重大な誤りを招き、研究者から研究者に伝えられる度に誤りは増幅されます。

腫瘍学は合理的概念が欠如し、公には持続した業績結果など讃えられていますが、一方で増え続けるがんの死亡者数を耳にします。医師、学者、科学者は自信に溢れていますが、他方で治癒できないがんの病状に絶望する大勢の人々がいます。

なぜこのように正反対な現実が起きてしまうのでしょうか。

苦しみながら亡くなる人々に治療を施す権利があることは明らかです。学者、科学者、大臣、専門家、科学雑誌、ジャーナリスト、教育、放送は真摯に役割を果たしているでしょうか。決してそうではないでしょう。

少数の例外を除き、価値のない情報ネットワークが作られ利益追求ために利用されています。改めて統計や科学的事実の真偽を問うべきでしょう。統計に想像の産物が含まれているとすると、改ざんを実証するために公表されている統計指標を詳しく分析することが不可欠です。

驚くべきことに古典文献、論文でさえがんの回復率はおよそ7%と報告しています。指標が正しく修正されると詳細は次ページの表に記述しましたが、回復率はほぼ0%になります。

一体どのようにして専門家は統計を操作し、世論を納得させ心を引きつけているのでしょうか。

がんの進行度合いを含め詳しく説明してみましょう。

がんのステージを分類する国際的なＴＭＮという分類法があります。

ステージⅠ期、Ⅱ期、Ⅲ期、Ⅳ期、さらにサブグループに分類されますが（脚注32ｈ）、初期段階のがんは悪性度が低いことは専門家には一目瞭然です。進行度合いの低い病期では回復率は上昇しますが、病期が進行するにつれ悪性度は増し回復率はほぼゼロになります。

直接診断のできる皮膚がんは、矛盾する統計を理解する一助となります。悪性腫瘍、良性腫瘍、嚢胞、リンパ腫、皮膚炎、イボ、小さな傷などの観察から、がんとして分類される割合はごく少ないことが確認できます。

内臓がんは肉眼で確認はできませんが、論理的に不適切な操作された指標だと理解できます。

悪性新生物でありつつ、良性の特性を持ち合わせる甲状腺がん、腺がん、内臓がんなど異形度の

重要ながんの生存率

	がん	5年生存率
1	がん悪性グロムス（脳）	10%未満
2	頸部顔面領域	5%未満
3	メラノーマ	20%未満
4	乳様突起　耳の腫瘍	25%未満
5	肺	7.5%
6	胸膜中皮腫	0%
7	食道がん	10%未満
8	胃がん	13%未満
9	小腸がん	25%
10	肝臓がん	0～2%未満
11	胆嚢がん	2%
12	膵臓がん	2%
13	局所進行乳がん	5%

低いがんは、複雑であり指標操作がしやすく明確化しますが、逆に改ざんが困難ながんもあります。

実質臓器、肺、肝臓、脳などの回復率はわずかなため必然的に事実が統計指数に反映されます。

普遍的な回復率50％は一体どのようにして算出されたのでしょう。明らかに統計不正により回復率は改ざんされていると結論として言えます。1センチ以下の小さながんは問題が殆どなく、外科的切除は高い成功率として表されることを改めて強調しなければなりません。進行度合いの高いがんを完治することで始めて治療効果の立証が可能となります。しかし、従来の腫瘍学では非常に困難であることは間違いありません。

Chapter 3

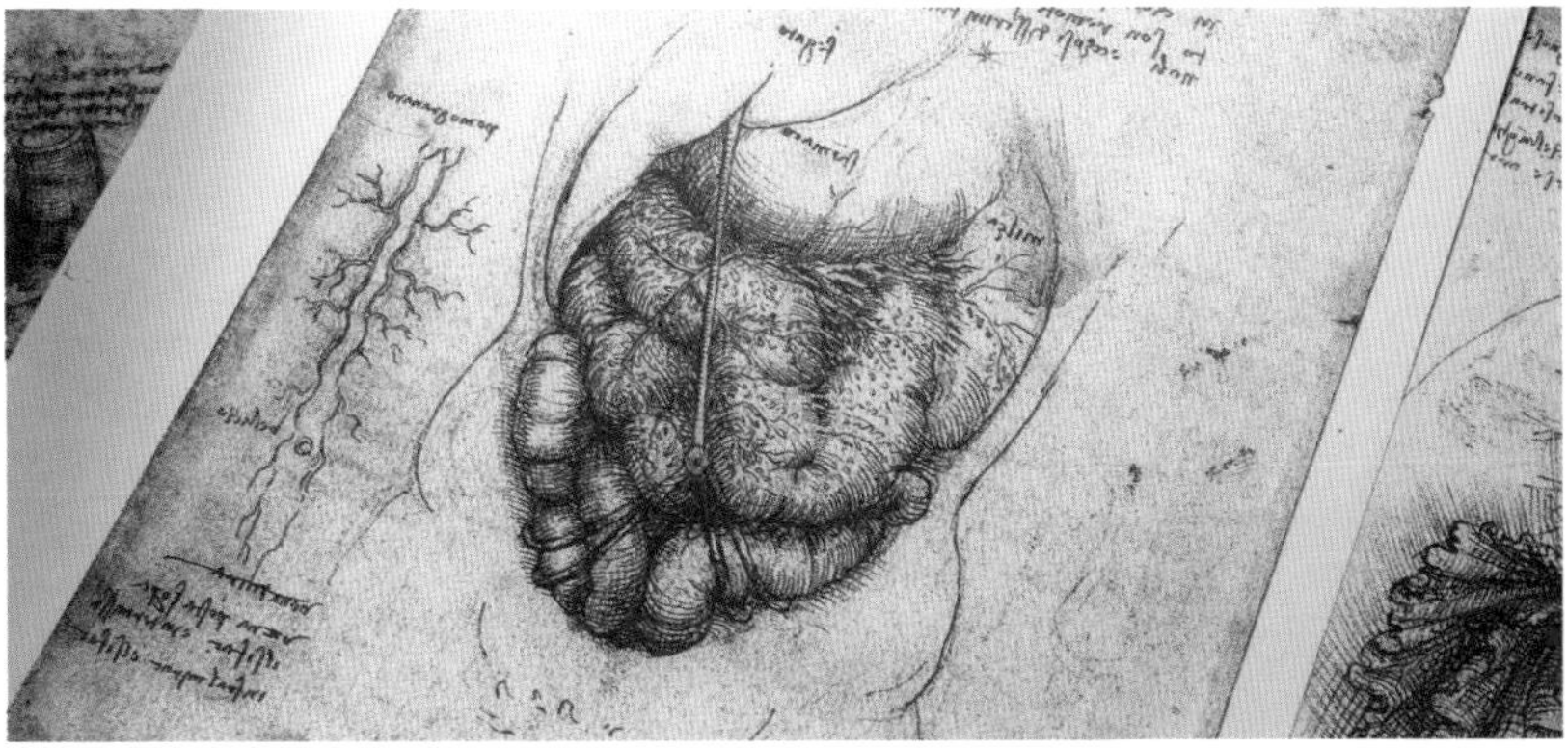

ダ・ヴィンチ解剖図

カンジダ：がんの新しい理論　予備的考慮

病理学は病気の原因とメカニズムを明らかにすることを目的としています。病因は大きく3つに分類ができ、生体側の病因を内因、外部から生体に対し障害的に働く病因を外因といい、どちらも含む病因を多因子といいます。

ノソロジー（疾病分類学）の視点からこれらの病因を考慮すると、治療と病理の関係をより理解することができます。

内因疾患は個人の精神的、情緒的、生理的、霊的、遺伝的な変化がもたらす機能低下であり、外因疾患は環境、偶発的な条件が引き起こす外傷、心的外傷、感染症であると理解ができます。

多因子疾患は双方を含み、特に個人の体質的要素と感染症の相互関係が重要となります。

上記の分類により病因が簡単に把握可能に思えますが、疾患の発症因子を一つ一つ追求するのは困難です。また外因は個人により大きく異なり判断をするのが容易ではありません。

例えば地震、法的行為、屈辱、過去の心理的影響は外因とみなされますが、これらは全て個人の知覚の度合い、神経精神の構造、機能により変わってきます。さらに衰弱、栄養不良、中毒などは感染症を誘発しやすくなり、多様な因子から病気の原因を解明するのは複雑です。

発病の分析は理論的に重要な結果をもたらします。それゆえ疾患を克服するさらなる研究が求められます。ホリスティック、アロパシー療法などを取り入れ免疫力の向上をはかり、外因から身を守ることが奨励されます。

そのために２つの事柄が推奨されます。

①医師、医療従事者は体系化された医療のマニュアル通りではなく、個人的経験、資質を基に（感受性、人間性など）患者さんの病因の解明に努めること

②研究者、生物学者、薬理学者は研究室にこもり疾患の原因だけを究明するのではなく、病変の様々な徴候を理解した上で研究を行う

疾患の発生機序や進展過程をさらに詳しく解明するために個人、治療、臨床研究、を統合させれば現行の行き詰まった医療研究を変えることができると考えます。

医療研究を再構築する必要性は、多くの個人、医者、学者、科学者は疾患の本態解明をもたらさない分野に惑わされ、最も重要な微生物学の見地から研究を行っていないからです。

がんを克服できる治療法を確立するために、最良な人材を採用し革新的な研究を推進することが求められます。

前世紀、微生物学は多くの功績をもたらしました。がんも同様に多くの人々の苦しみを解放し生活の質を向上させることが可能であると考えます。

がんは3つの病因から解明することが奨励されます（内因、外因、多因子）。

1内因＝がんは個人の遺伝的、免疫学的、心理的、因子により引き起こされます。がん発生に十分な病因です
2外因＝環境との相互関係はがん発生をもたらしますが、不十分といえます
3多因子＝外因のみ、がんの原因となります

次は現時点で認識されているがんの事実について考えてみましょう。

1がんは慢性疾患の領域に属します
2がんは解剖学的にどの領域にも浸潤が可能です
3悪液質の状態までがんは進行します
4特異的でない症候学的な症状を引き起こします
5若年者や生体の感受性が良好な場合、深刻な症状を誘発します
6高熱の発現は末期を除いて殆どありません
7従来の治療が引き金となり症状が急に悪化します

⑧まれに、奇跡的にがんは完全消失します
⑨良性の腫瘍（囊胞）であれば深刻な症状には進展しません
⑩がんは放射線、発がん性ウイルスの接種、有毒物質など様々な技術で人工的に作ることができます
⑪解剖学的、病理学的な検査を行った場合、悪心が伴います
⑫組織学的レベルで、がんの進行に比例して細胞、核が変化します（例えば未分化型は悪性度が高いです）
⑬がんは多くの場合、遺伝子の変異が原因とみなされます
⑭筋肉への浸潤は認められません
⑮多くの場合、すでに発症している潰瘍、肝硬変、ポリープ症などが進行してがんとなります
⑯これらは全て統一性のある結果です

従来の腫瘍学は内因に重点をおいていますが、上記をまとめてみるとがん治療の方向性が変わってきます。どのように違うか、腫瘍学との相違点を記述します。

①がんの原因が未解明なのであれば、多因子説を記述した論文を発表し続けるのは矛盾しています。病因を一つの因子に絞れなくなり、膨大な研究が不可欠であるという先入観を与えてしまいま

す。

2「浸潤」と「転移」は明確に区別されなければなりません。前者は主に原発的な意味をもち、後者は浸潤がんが離れた組織に飛び火し根付くことです。因果関係、病原性を考えると「浸潤」は定着と異なります。

浸潤は内因、外因のどちらかがもたらすと仮定ができます。しかし内因だけの因子によりがんが自発的に発症するとは考えられません。

a生体、組織、細胞、が自発的にがんに変化する
b正常な状態から病的な状態へ急変する

以上の2点が科学的、論理的に説明ができないからです。自己免疫学、超次元的、遺伝的要因からの立証も不可能であり、病因解明には至りません。

3ですが例外はあります。

通常医療を選択し末期がんではない病期の治療を行った場合、がんの症状は急変します。そして記述した内容と相反する結果がもたらされます。

4がんの原因がマクロ、肉眼的（臓器、組織）、ミクロ、顕微鏡的（細胞、核）に認識できる内部異常でないため、疾患の原因は外部からもたらされていると判断ができます。外部からの直接的作用または内因による免疫低下が引き起こしていると言えます。そして生体の変形、異型細胞、組織破壊も同じように説明ができます。

⑤良性腫瘍は病理学で問題提起されますが多くの場合重要視されません。しかし良性腫瘍こそ十分な考慮が必要です。もし良性腫瘍が悪影響を及ぼさないとみなされているのであれば、分類学的に腫瘍と名前が付けられるのは適切ではありません。一方、良性腫瘍を病理学的に腫瘍として分類するのであれば、なぜ非浸潤性の特徴をもっているのか、という問いに答える必要があります。そして無害と言われる良性腫瘍がどのように組織内で自律性増殖を行い広がってゆくのかという難問につきあたります。

⑥化学物質、または放射線を用いて人工的にがんの誘発をした場合、がんの自律性増殖を支持する人々はがん細胞の中には突然変異をする因子が含まれているため、どの生体も外部から刺激を受けると自然にがんを発症するといいます。しかし日常生活の中で、災害を除いて高濃度の放射線または化学物質にさらされる可能性は殆どなく、がんの発現因子が何であるか明確ではありません。組織がある許容範囲を超えると回復不可能とだけ実証されます。

むしろ外因によってがんが発症すると仮定する方が論理的であり、外因のどのような因子ががんの引き金となっているのか、何が自然治癒力を妨げ、細胞の回復を抑制しているのか考慮するべきでしょう。

総じて外部からの刺激が（例えば発がん性の水など）生体組織を消耗させ、免疫能力以上であると、生体組織は不可逆的な状態に陥ると言えます。

7 外因によりがんは発現すると考えられることから、次は論理的、実質的にがんを誘発する共通因子を解明することが必要となります。

8 従来医学はがんと感染症の関連性を示す重要な実験のデータを過小評価しているのではないかという疑問が浮かびます。

一部の専門家は、がんは真菌が引き起こし、感染症過程を経て発症すると仮説を立てています。

- P.Rous 氏は1911年、悪性腫瘍の発生機序を確認しました
- W.Reich 氏は1939年、がんは伝染性の疾患であり感染症であると立証しました
- I.Ginsberg 氏はマウスのがん腫瘍を相乗的な実験でカンジダ菌と合わせ、がん腫瘍のみの細胞より侵襲性、自律性増殖の向上を確認しました
- G.C.Perri 氏はカンジダ菌から得たタンパク質をマウスに与え、がんの発生率が高まったことを

報告しました

これらから、がんの病理学的所見を明確に打ち出すことができます。

がんは外部からの侵襲によりある特定の生体の状態において引き起こされます。原発巣から転移し全身に広がる可能性があります。

生体組織や細胞への外部からの侵襲は多種多様の病原体、感染症に起因し、微生物学のみがん発症のメカニズム解明、そして時代に応じた研究ができると言えます。

そして宿主と関連するあらゆる生物を含めた研究を推進し、既知の知識を再検討しつつ微生物学からの視点を取り入れれば飛躍的な進歩を遂げることができるでしょう。それゆえ、現行の行き詰まった科学的な見方を払拭させる必要があります。

現行の科学技術のありとあらゆる叡智を駆使し研究を行うことが最も有益な方法といえるでしょう。それは記述された膨大なデータの中にはいまだに発見、説明がつけられていない貴重な資料が埋もれているかもしれないからです。

ピロリ菌（ヘリコバクター・ピロリ）を例として説明すると、長い間病原性が軽視されましたが、胃潰瘍はピロリ菌感染により引き起こされることがわかりました。

閲覧可能な微生物学のデータの中に、がん本態を解明する手がかりとなるバクテリア、ウイルス、真菌などの未発掘の資料があるに違いありません。事実、臨床経験と膨大な記述されたデータを照らし合わせると真菌が唯一がんを引き起こす因子であり、潜伏、発芽、経過、症状の説明をすることができます。

以上の所見を支持する臨床的な考察を記述します。

[1] 一般的に細菌性感染症は短期間で強い全身の倦怠感を発症し、多くの場合高熱や、特定の臓器に感染症の症状が潜伏期を経て表れます

[2] ウイルス感染症（内在性ウイルス）はウイルス細胞が非常に小さいため急速に体内で広がり、急激に高熱を発症します。熱の症状はすぐに治りますが、場合によって組織が壊死します

肝硬変のような慢性的疾患が発症している場合、病原体を見つけるのは容易です

[3] 慢性化しやすい細菌や真菌の構成成分は脂質が非常に多く、それゆえ結核はマイコバクテリアと呼ばれます

[4] 発がん性ウイルスにより悪性腫瘍を発症した動物にも高含量の脂質が認められています

上記からヒトに病原性を発揮する真菌が論理的にがん増殖の原因であると言えます。

菌類の世界

19世紀にドイツの生物学者エルンスト・ヘッケルErnest Haeckele（1834~1919年）はリンネの2界説（植物界、動物界）を用いて微生物を分類することはできないと考え原生生物界を新たに加え3界説を提唱しました。

ヴェローナO.Veronaは次のように述べています。
「この広大な世界には多種多様な微生物が存在しています。細菌、放線菌、変形菌、真菌、原虫、さらに微細藻類、等」

ごくわずかな例外を除いて全ての生物は共通して食物連鎖網で有機化合物を吸収しエネルギーの供給を行っています。動物は固形有機物質を摂取しエネルギーとし、植物は太陽光からエネルギーを取り込み、無機化合物から有機化合物を合成します。

菌界は分類学的に別の界に属すと唱える生物学者もいますが、今でも3界説が支持される傾向があります。

ヴェローナは次のように述べています。
「生物界を2分類すると第1界に真核生物の植物（光合成を行う）と動物（光合成色素を有しない）を含め第2界を原核生物とします」

菌類は細胞の構造が他の真核生物と似ていますが菌糸は何キロにも及んで成長することができ、形態的に個々の細胞が独立して増殖、生殖することから有機体というよりむしろ集合体として捉えることができます。それゆえ、自然界における菌類の位置付けは難しく、今もなお構造的特徴を基にした分類に様々な提唱があります。

改めて菌類の形態、生殖の特徴を考察し、どのような因子ががんに影響を与えているのか考えてみたいと思います。

1菌類は栄養源として有機化合物、炭素源と窒素源を必要とし従属栄養性です。炭水化物である糖類（グルコース、フルクトース、マンノース）を最良の栄養源としますが、自ら栄養分を作り出すことができないため腐生（動物や植物の遺体を分解して栄養分を吸収）または寄生（生物の組織から一方的に栄養を搾取）を行い発育します。

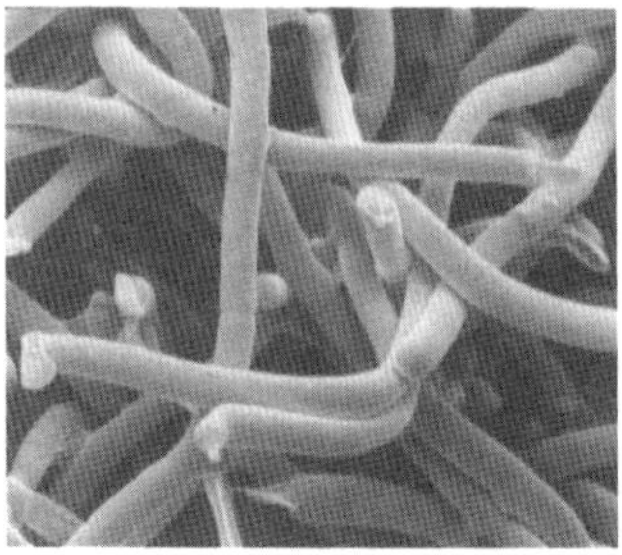

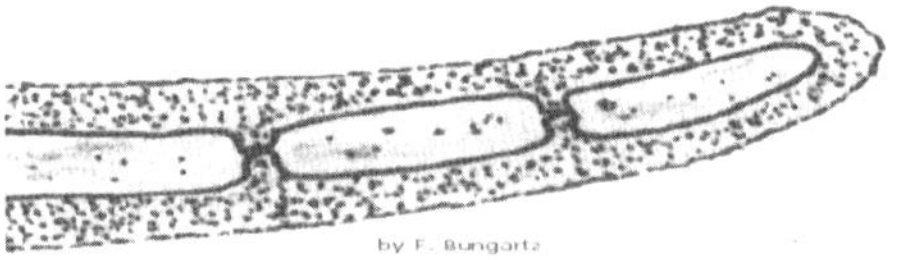

真菌は胞子から発芽し通常直径5～ 10umの菌糸へと成長します。菌糸は分岐をしながら伸長し次第に大きな塊を形成し菌糸体となります。パンに発生するカビはこの菌糸のかたまりのことをいいます。菌糸体は細分化されても一つ一つ自律性があります。
菌糸は先端から成長し原形質を前方へ流動させ菌糸を伸長させます。このメカニズムにより安定した成長が可能になり、硬い表面、例えば植物の細胞壁や生物の基質内部に侵入し生育ができるようになります。

②増殖の形式として有性胞子（完全真菌）と無性胞子（不完全菌類）に分類ができます。双方とも増殖過程において単細胞、または多細胞の胞子形成が行われます。多種多様な増殖形式（有性胞子、無性胞子、単細胞真菌にみられる発芽）そして形態や構造が胞子の継続した発育を可能にし広く分布され、逆に数限りない病原性の原因となります。

③菌類において複数の核が同一の細胞内に共存する状態を比較的多く見ることがあります。これは異核共存体（ヘテロカリオン）といい、同一の細胞内に正常な核と突然変異した核が共存体となった状態をいいます。そしてこのような異核共存は擬似有性生殖という現象を引き起こす原因ともなります。

　ファイト薬物の使用は寄生菌の核突然変異そして異核共存体を引き起こし、場合によっては病理学的に強い毒性を示します。

4寄生菌は宿主の組織内に浸透しやすいように菌糸の構造を変化させながら増殖してゆきます（網状、碁盤の目の格子状）。

5菌類は増殖期に無数の胞子を作り、各期間ごとに何千、何万もの胞子を広く分布させます。生育速度が早く、少しの成長で多くの胞子の拡散が可能です。

6胞子は生育に不適切な環境を耐え抜く耐久性がありますが、長期間休眠胞子として生息することがあります。そして適した環境条件になると再び生育を開始します。

7発芽後の菌糸先端伸長の速度は非常に早く（適切な環境で毎分100ミクロン）40〜60秒以内に分岐をして新たな先端が形成されます。

8菌類の形状は生育環境に合わせて適切な形態に変化しています。菌糸体を例に挙げてみると、水中に生息する水カビの菌糸は伸びていますが、基質に生息する菌糸は根状の構造をしています（根性菌糸束）。そして、同じ環境内で2種の形態（菌糸、酵母）を示す菌類を二形成といいます。

9 栄養不全が起こると、発育が低下し、突然変異を起こす場合があります。

10 菌糸融合は養分が不足した際見られる現象で、菌糸間での栄養輸送が行われ菌類同士が友好的に共生することから生物学者はこれを「社会有機体」と表現することがあります。

11 化学物質、薬剤により細胞が損傷したり、古くなった場合、菌類は原形質流動という運動を行い損傷した細胞内部にある核と細胞質を新しい細胞内へ流動させます。

12 菌糸の分岐がどのようなメカニズムであり、制御されているのかは解明されていませんが、酵母、胞子とは異なった発育をします。

13 菌類は宿主の耐性を克服するため原形質、生化学的作用、組織の体積を増加（過形成、肥大）などを変化させます。

14 菌類は侵襲性があり植物、動物、食品、原生動物、アメーバ、線形動物などの組織に侵入します。

例えば、線虫を侵襲する際、菌糸体が罠として機能できるように形状をリング状、または十字模様に変形させ、罠にかかった線虫は身動きがとれなくなります。侵襲性が非常に高い場合もあり、線虫はたった3個のリング状の菌糸体により短時間で死にます。

上述から分類学的に植物と動物の間に存在する菌類に注目する必要があり、同時に生物学者と微生物学者の真菌の形態、増殖、生理学的な見解の相違も改める必要性があると考えます。

がんの発生原因は真菌だと認識するのが理論的です。それは真菌が最も組織化した微生物であり、不完全菌として発酵能力を持ち合わせるからです。

我々にとって重大な病気は、消去法を利用し条件に合わないものを除外してゆくと数少ない病原性真菌の中にあることが判明します。

ヒトに病原性のある真菌

菌類界には多数の真菌がありますが人体に病原性をもたらす真菌は数が限られています。

通常真菌症と呼ばれる疾患は表在性真菌症そして深在性真菌症の2種類に分けられます。

表在性真菌症は主に体表、例えば真皮、体毛、頭髪、爪などに発症し、深在性真菌症は主に体の深部、例えば肺、腸、骨、などに発症します。

病原性真菌症は以下の種類があります。

1 白癬

表皮に発疹が現れます

2 スポロトリクス・シェンキー

表皮に結節ができます

3 クリプトコッカス・ネオフォルマンス

汚染されている土壌によりクリプトコッカス症の原因菌であり肺感染症または髄膜炎が発現します

4 ヒストプラスマ・カプスラーツム

ヒストプラスマ症の原因菌であり、症状として全身のだるさ、肺炎、粘膜潰瘍、皮膚の結節が現れます

5 放線菌症

真皮、肺、腸などに炎症が起きます

6 アジアスピロミコーシス

世界各地で発症する気道限局の疾患

7 アスペルギルス・フミガタス

アスペルギルス症の原因菌であり多くの場合肺に発症し、ついで脳、腎臓に発症します

⑧パラコクシジオイデス・ブラジリエンシス
パラコクシジオイデス症の原因菌であり原発性の肺炎が発症し、免疫不全患者の間で拡散します
⑨黒色菌糸症、マルネッフェイ型ペニシリウム症、接合菌症など
近年、稀有な真菌症が免疫不全の患者に対し深刻な疾患を引き起こし、以前より重要視されるようになりました
⑩カンジダ
カンジダ・アルビカンスは他の病原性真菌と同様に真皮、爪内粘液膜（口腔、外陰部腟炎、尿道炎、亀頭炎、肛門周囲感染症）気管支、肺に疾患が現れます。さらに重篤な敗血症も発症する場合があります

重大な疾患であるがんは、上記の中に含まれています。

もう少し詳しく分析してみましょう。

白癬とスポロトリクス・シェンキーは特定の疾患の起因菌であり、放線菌、クリプトコッカス、ヒストプラスマ、パラコクシジオイデス、黒色菌糸症、ペニシリウム症、接合菌症はがんの病理学的特徴と異なると分析できます。

アスペルギルスはカンジダと類似はしていますが、異なると言えるでしょう。消去法を使用すると6種の病原性真菌のうち、カンジダ1種のみがんの起因菌だと浮かび上がってきます。

近年、カンジダ菌種が引き起こす全身性感染症（アルビカンス、グラブラタ、クルシ、パラプシローシス、トロピカリス）などは腫瘍学において重要性が以前より高まっています。今日、多くの専門家によると患者さんの罹患率、死亡率ともにカンジダ菌種は腫瘍の発現因子と考えられるようになりました。それは、アメリカの病院で過去数年間にカンジダ菌による疾患が約４００倍も上昇した背景があるからです。

ではなぜ、がんとカンジダ菌が引き起こす疾患には病理学的類似点があるのでしょうか。同じ病気であるからこそ多くの共通点を認めることができるのではないでしょうか。

明確な類似点を挙げてみましょう。

1 無限な増殖
2 高熱の発症がない
3 疾患の発症が筋肉、神経組織内ではあまり認められない
4 限局的な侵襲
5 身体の衰弱が徐々に進行する
6 あらゆる治療に対する抵抗性を示す
7 原発不明の多様な未分化型の疾患が発症する

⑧症候学的、病態構造学的に慢性疾患になりやすい
⑨形態学的にがん実質と類似している

なぜカンジダ菌はがんなのか

真菌は形態を変化させながら（酵母、菌糸、発芽菅）無限大に生物の基質内で成長することができます。

真菌は組織内、臓器内で酵母形から菌糸形へと形態を変換させ、病原性を発揮させてゆきます。表在性、深在性真菌症の分類は形態変化が深く関わっています。

上述は真菌の主な特徴ですが、カンジダ属が最も類似しています。カンジダ属70種は腐生菌（老廃物などを栄養源とする）20種は寄生菌（有機物を分解し栄養源とする）と2つに大別できます。そして病原性カンジダはさらに深在性、表在性真菌症に分けられます。

カンジダ菌は微細であり今日の医療技術では全ての菌の存在を確認することができません。その結果、重篤な深在性真

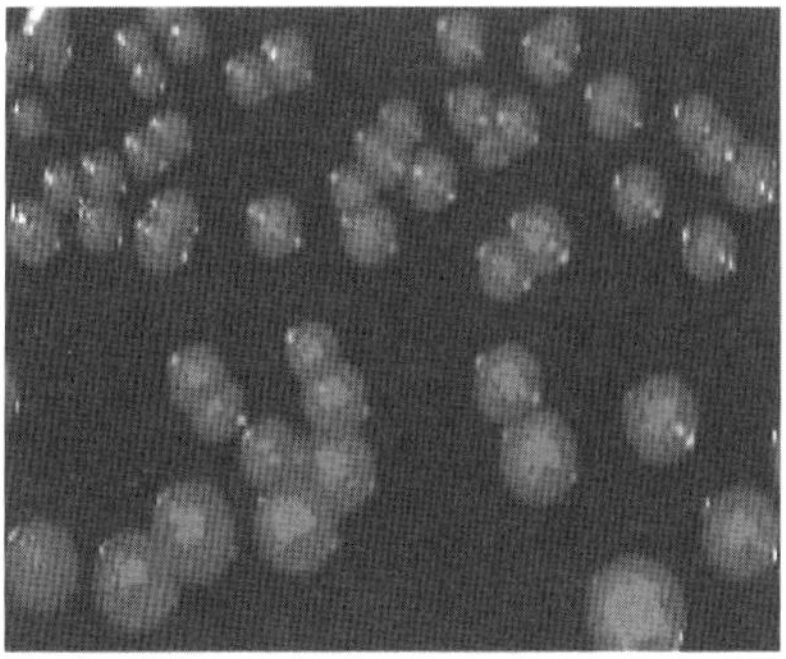

Spores of fungi in the process of division (fission).

菌症の原因菌（大きさにして数マイクロメートル）を見逃してしまう可能性があり、多くの場合難治性カンジダ症の再発、慢性疾患、薬剤耐性を表す疾病につながります。

カンジダ菌は宿主の免疫や抗真菌薬に抵抗するために、形態をさらに微細に変化させ阻害から身を守ります。

カンジダは柔軟な形態変換能力（二形成）を利用し、表在で病原性を発揮する際には菌糸形として、環境条件が代わり病原性を弱める際には胞子形として存在します。生育環境が悪化すると胞子は結合組織まで移動し、阻害から身を守ります。カンジダ菌は形態変換能力を最大限に利用し劣悪な生育環境を乗り越えてゆきます。

カンジダ菌は生育環境が良好な土壌、空気中、水中内では無性生殖を行い増殖をします。上皮ではより混合（菌糸、胞子）の形状をとる傾向がありますが皮膚の深部では初期段階、胞子として存在します。

カンジダの非常に強い病原性は一般的に理解されている病状と隔たりがあります。カンジダ・アルビカンスについて多くの研究が行われ、病理学的見地から発がん性が認められていますが、なぜカンジダの強力な侵襲性が重要視されていないのでしょうか。

それは多くの場合、病理学が感染部位に焦点をおく傾向があり、カンジダ菌が好んで広く侵襲する結合組織との因果関係を重視していないからです。

50年以上前にウィルヘルム・ライヒは次のように述べています。

「もし結合組織と上皮組織の生理学的境界が存在しなければ、がんは結合組織から猛威を振るってさらに他の組織へ侵入するでしょう」

結合組織の主な働きは筋組織、神経組織とは大きく異なり栄養物質を細胞全体へ運搬、供給することですから、結合組織内でカンジダが発育に必要な養分を吸収しようとする理由が理解できます。

生体の免疫はカンジダの侵入を防御しようとしますが、真菌細胞は生育に不可欠な栄養分の吸収を行いながら、最大限コロニー形成の増大を続けます。

菌糸は養分さえあれば伸び続けることができ、アメリカで44ヘクタールの大きさにまで成長した真菌のコロニーが記録に残されています。

カンジダの発育過程、宿主との相互関係を理解することで次の仮説を立てることができます。

第1段階

上皮に傷害がない

腐生菌としてカンジダ菌は存在する

第2段階

上皮に傷害がある（侵襲など）

一時的な病変（アシドーシス、代謝異常など）
表在的なカンジダの増殖（外因性、内因性真菌症）

第3段階

上皮に傷害がある（毒性、傷害、神経など）
カンジダは上皮から深部へ浸透し、血液、リンパ液を介して全身へ感染拡大

第1、2段階は最も研究が行われていますが、第3段階は形態的に多様なため表在性真菌症でありながら日和見感染症もしくは休眠した腐生菌と認識されます。

仮説を証明するためには、カンジダが上皮と同じ形態で深部で存在する十分な症例が必要になります。つまり宿主は結合組織への侵入を防御できず、養分の観点からもカンジダが増殖するには不十分であると認めなければなりません。

カンジダが全ての臓器にまで侵襲できる能力を持ち合わせていることは多くの臨床例から認められていますが、ではなぜ、内臓、組織を全て貪食しないのでしょうか。

真菌が自然界において最も侵襲性のある微生物であり、病原因子であると仮定すると、限局的な

組織内での侵襲は宿主との相互関係から考慮して理解ができません。そして真菌が宿主と片利共生的に生体内で存在し生育することも、今日専門家から支持を得ていません。

重要なのはカンジダの侵襲性の度合いや特徴であり、例えば生体内での生育過程が上皮や第1段階の結合組織内であれば、カンジダは結合組織内で栄養源を吸収し生育するのみにとどまります。しかし時間の経過と共にカンジダは組織内で徐々に栄養の吸収を高め、侵襲性を発揮し組織を完全に衰弱させてしまいます。

もう少し詳しく説明すると、カンジダの菌糸は微細ですが動物に類似した特徴があり組織を貪食します。

カンジダの病原性は非常に強く、容易に生化学的、形態的な変換を行いながら組織を侵害するため、カンジダの侵襲性を再認識する必要があります。

真菌は組織内に栄養源が少ないほど侵襲性を高め、栄養源が豊富なほど侵入を弱めます。これは全身、内部組織、外部組織に共通して言えることで、生体の健康状態を左右します。カンジダの形態や特徴が発がん性を決定するのではなく、むしろ宿主側の条件、栄養環境がカンジダの侵襲性を決定していると言えます。

現在の腫瘍学ではがんの発症メカニズムについて多く議論が交わされ、遺伝子学的、免疫学的、地理的、道徳的、社会的、毒性などの因子からがんの解明が行われています。しかし発病因子は真菌感染症の中に存在し、上記の要因は侵襲性の補助的な因子とみなすべきでしょう。そして以上のことから理論的な方程式を導くことができます。

「がん＝真菌」ですが、この方程式は一連の問題を腫瘍学（事実に基づいて治療がなされていません）、抗真菌療法（表在的のみ行われています）に投げかけています。そのため従来の腫瘍学と感染性を比べながら共通点、相違点の理解を深める必要性があります。

カンジダ　日和見感染症

カンジダは「偶発的、日和見性の、腐生菌」と通常定義されていますが、カンジダの侵襲性について何も触れていません。むしろ強毒性を隠しているように見受けられます。「偶発的、日和見性の」という不適切な形容詞は個々の科学的判断を迷わせ、「専門家の発言」だから信用するという矛盾をもたらします。

これは2つの理由から間違いであるといえます。

1 広く共有され、昔からある考え方は決して最良ではなく、科学的な進歩が認められません

2 日和見性は無害と解釈されるのではなく、カンジダのもつ多様性、適応力から、重篤、侵襲性が

あると理解されるべきです

B・L・ウィッケス氏、T・スズキ氏、T・J・ロット氏は上述と同じことを報告しています。

F・G・オッズ氏は研究報告の中で「カンジダ菌種と近縁菌種を交配すると無限大の新種菌株が形成できる」と記載しています。

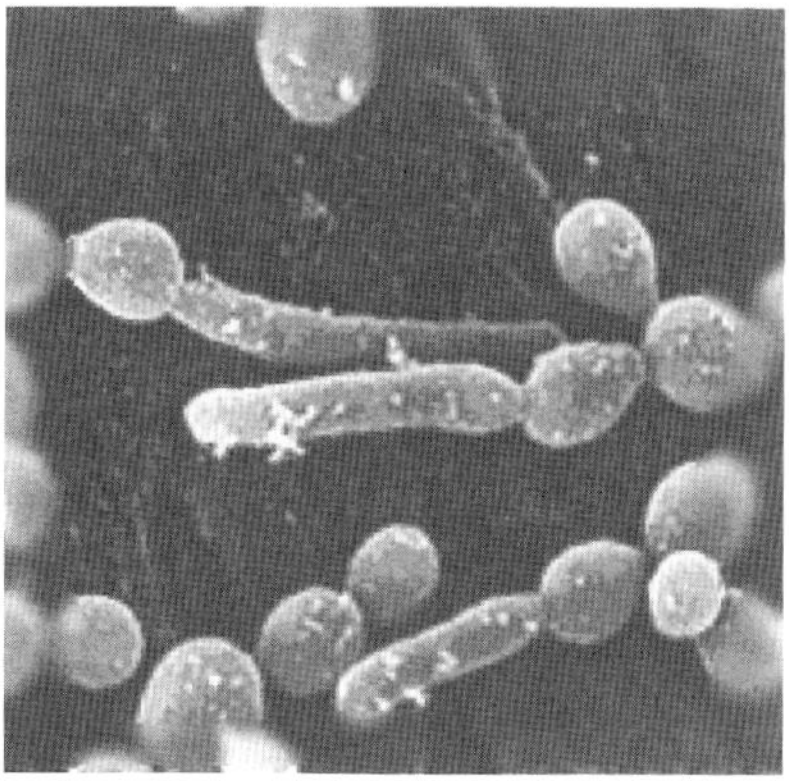

Candida Albicans

カンジダは互いに交配ができる柔軟な適応性があり、日和見性の中には強い侵襲性感染症の特性が含まれています。

Ell & Shazは次のように記載しています。

「カンジダは人工器官として使用される合成素材にまで侵入しコロニー形成をします」

カンジダの「日和見性」が構造的、代謝的に非侵襲性と侵襲性のどちらも意味するのであれば、宿主の状態により無害な常在菌から毒性の強い病原菌として存在できると言えるでしょう。

がんの常在菌カンジダ

がん患者さん、特に末期がん患者さんの組織内に真菌を認める数多くの研究報告書が出されています。近年、真菌がいまだかつてないほど重要視されるようになり「腫瘍学が解決しなければならない最も重要かつ緊急の問題」とまで言われるようになりました。

次のデータは数名の専門家により集計されました。

がんに存在する真菌の割合

R.L.Hopfer	**ホファー**	**79%**
U.Kaben	**カベン**	**80%**
W.T.Hughs	**ヒュー**	**91%**
T.E.Kiehn	**キーン**	**97%**

カンジダが有機体として観察するのが困難なことを考慮すると、上記の比率は非常に驚くべき数字です。R.S.Escuro氏、Z.O.Karaey氏、T.J.Walsh氏の3名も類似した報告を行っています。

これらの報告により、カンジダは常にがん患者さんの組織内に存在することが示されます。専門家によると造血系がんの死亡率、罹患率の第一原因はカンジダであると報告されています。

O.Uzunウズン氏はカンジダ症が認められたがん患者の予後因子について25年間データ分析を行い（１９７４〜１９９９年）がん患者死亡率は世界的に33〜75％であるという結果をまとめました。

この死亡率はがんの影響で生体の免疫能力、抵抗力が低下し引き起こされたと考えられます。カンジダの上皮侵入による表在性カンジダ症が徐々に進展し、がんをもたらしたと理解できます。

表在性カンジダ症の病期は次のように分類できます。

1 結合組織内、臓器内に侵入

2 組織に傷害を与えながらコロニーを拡大。がんの形成となる

3 局所的、遠隔的な増殖

4 全身的な侵襲に伴う生体の免疫力低下。通常「日和見的」と言われる

がんはカンジダが原因菌であり、がんがカンジダを引き起こしているのではないと理解できます。カンジダとがんの因果関係を立証する数々の報告があります。

1 A.Pedersene &J.Trotoux 表皮舌がんの形成
2 K.V.Zhang &O'Grady 口腔内腫瘍
3 J.N.Hicks 咽頭がん
4 E.A.Field & F.R.Wang 肺がん
5 P.Joseph 粘液腫
6 A.Rumi et al 食道がん
7 T.Taguchi 腸がん
8 V.Raina ホジキン病
9 M.Piazzi カポジ病
10 A.Mannell 脾臓がん

これらの報告から、カンジダは発がん因子であり生体に病原性を示す真菌だけではないことが実証されます。多くの専門家はがんの原因はカンジダと認識していますが、影響は遺伝子変異のみと提唱しているため、決定的にがんを解明する道筋を立てるまでには至っていません。数々の研究の中で、カンジダは日和見感染性を持つ微生物として報告されていますが、病原性と非病原性を持ち合わせているとの主張は論理的ではありません。むしろ侵襲性の強い、発がんをもたらす真菌と焦点を絞り研究に取り組むべきです。

腫瘍は一つの概念的な現象

腫瘍は一つの概念的な現象ですが、なぜ数多くの種類があるのでしょう。遺伝子変異が様々ながん疾患を引き起こすと通常医療では考えられていますが、がんの多様性は生体の状態により決まります。

一方、微生物学では身体のあらゆる領域でカンジダが浸潤するため、それに伴う生体の反応ががんの多様性をもたらすと考えられています。

生体の免疫反応は侵襲の大きさ、質に左右されますが、例えばある臓器の結合組織が浸潤されると、防衛機構がコロニー形成を阻止しようと免疫細胞を過剰生産しカンジダを包み込もうとします。

このような機序で組織学的な多様性が起こり、防衛機構が遺伝子を過剰発現させることもありますが、これは決して異常反応ではありません。

不活性化されたウニのトゲを例に説明してみましょう。

ウニのトゲをまず皮膚に、次に気管支、骨、脳、身体の他の領域へ順に接種するとします。すると細胞の免疫反応が起こりウニのトゲを包み込もうとします。同様に、免疫機構は真菌のコロニーに対して同じ反応を起こし、外部からの異物を包み込むように嚢胞を形成します。

つまりトゲまたは真菌がエピテリオーマ、腺がん、骨肉腫、グリア芽腫などの原因だといえます。カンジダが組織に侵襲すると、防御機構がいち早く免疫細胞を送り込み侵入する真菌を排除しようとします。この病期は分化がんですが、コロニーの拡大と共に正常組織は衰え未分化がんへ進展します。

分化がんと臓器内の結合組織との比率ががんの悪性度を決定し、正常細胞が減少すればするほどがんの悪性度、浸潤度が高まります。正常組織や筋肉、神経、結合組織はカンジダの影響を受けませんが、腺組織は上皮と結合組織の間にあり構造的に真菌を包み込むことができるため、嚢胞を形成します。そしてこれが良性腫瘍となります。

甲状腺がんを例にもう少し説明をしてみましょう。

甲状腺がんは組織型、種類、病期を分類することが非常に難しく、悪性新生物と診断されてもがんの進行度には大きな隔たりがあります。甲状腺濾胞がんは以前、良性アデノーマとよばれていました。これは「良性」という概念には良いという意味はなく、通常真菌は分化度の高い細胞へ浸潤しないのですが、病状よっては浸潤が認められます。腫瘍学では良性か悪性か判断ができず、境界病変と表現されることがありますが、これは真菌感染症の観点から明確に説明ができます。腺組織が疲弊すると良性腫瘍が悪性腫瘍へと進行してゆきます。

常に同一のカンジダが生体の様々な領域で、体内環境に適応する形態に変化しながら浸潤してゆきます。

病原性カンジダ菌はアルビカンス、クルセイ、パラプシローシス、グラブラータ、トロピカリスなどの菌種があり、これらは全て同じカンジダ属であることを過小評価する傾向があります。これらの菌種は宿主を侵襲する際に突然変異し多様な菌種となります。

R.L.Hopfer氏は白血病患者の死後の培養からカンジダ菌4種を検出したと報告しています。

N.Aksoycan氏は7種の異なる菌株は同一の抗原構造があると実証しました。

F.C.Odds氏はカンジダの同じ菌株は異なる時期に異なる解剖学的領域にコロニー形成ができると報告しています。

H.Hellestein氏は片利共生的、病原性のカンジダ・アルビカンスには共通のクローン起源があると発見しました。

カンジダとがんの遺伝子構造は同じ

通常医療ではカンジダとがんの重要な関連性、そしてがんはカンジダである可能性について重要視されていません。

ですが次の専門家は遺伝的同一性を実証し次のように報告しています。

G.A.Werner氏はカンジダ・グラブラータ、パラプシローシスのＤＮＡサンプルを解析し、上気道の扁平上皮がんから採取した組織を生検し遺伝子配列には相同性があることを発見したと報告しています。

K.Yasumoto氏、S.Kawamoto氏はカンジダ・クルセイのシトクロムＣに特異的に作用するモノクローム抗体が、肺がんの細胞質にも反応することを明らかにしました。

G.Schwartze氏は悪性黒色腫の診断にカンジダの特異的抗体を使用することを奨励しています。

E.H.RobinetteJr.氏はルイス肺がん、または他のがんが接種されたマウスの解剖学的領域に致死量のカンジダを接種したところ抵抗作用を確認したと報告しています。

A.Cassone氏、J.B.Weinberg氏はカンジダ・アルビカンスの細胞壁の成分を接種したマウスから抗腫瘍反応を強く検出したと報告しています。

これらの報告からカンジダとがん細胞には還元的であり重要な関わりがあると理解できます。

真菌の膨大な表現形質そして真菌類の分類は難しいため、カンジダとがんの多様な分化には遺伝的関連があると解釈することが論理的でしょう。

転移の現象

従来医学ではがんの「転移」を原発巣からがん細胞が別の部位に移動することをいいます。微生物学的見地からはがんの「転移」を原発巣からがん細胞が移動するとしつつも、がん細胞が異常増殖をし移動したのではなく、真菌感染症により別の部位にコロニーが形成されたことを意味します。

肺結核を例に説明すると、肺結核は病期が進むにつれ肺から他の部位に移り腎臓、骨、髄膜炎などを発症します。

同じようにがんの転移、コロニー形成の条件は臓器や組織の状態、そして免疫力が大きく関わっています。

がんの進展は3つに分類できます（限局浸潤は除いて）。

1 原発巣から転移がない

臓器の状態が良好であれば免疫力も高い

2 原発巣から転移が認められる

臓器の細胞、組織が脆弱

3 原発巣からの転移が遠隔部位でいくつも認められる

全身が衰弱し浸潤に対する防御機能が著しく低下

がん転移の起こりやすさは生体の組織、臓器の状態だけでなく、カンジダの生体内、マクロ環境内での代謝、適応能力が深く関わっています。

真菌が増殖してゆくと、組織が疲弊し免疫機能も低下することで宿主の生命を脅かすほどカンジダは拡大してゆきます。

あらゆるがん治療、介入は組織に傷害を与える可能性があり、がんの拡大、転移を促すことから非常に危険であると言えます。

手術、化学療法、放射線療法は生体組織に傷害を与え様々な臓器へのがん浸潤をもたらし、がん転移を形成する因子と考えられます。そして多くの専門家が上述を報告しています。

がん細胞は「無制限に増え自律的に増殖する」というテーゼはカンジダ感染の所見から理論的な発生機序ではありません。

イタリア腫瘍学にはBonadonna氏、Robustelle氏が述べた象徴的な言葉があります。

「キネティック（動的）な観点から、がんは多様な微生物から構成されています。集塊を形成したがんは初期段階急激に拡大します」

結論としてがんの原因はカンジダであることが下記の事実からも言えます。

1 カンジダは常にがん患者さんに存在します
2 カンジダは転移をします
3 カンジダはがんと同様の遺伝子型をしています
4 カンジダはがんの早期発見に利用ができます
5 カンジダはあらゆる臓器、組織に浸潤ができます
6 カンジダの浸潤性、適応能力は無限大です
7 カンジダはがんと同様の症候学的な症状があります
8 カンジダはがんと同様に組織変性を起こします

カンジダはがんであり病原性を考慮した治療を行うべきです。

乾癬はがんと類似している

がんを引き起こすメカニズムを解明するには、いまだ明らかでない乾癬の発生機序を理解することが重要です。

現代の乾癬の発現理論はがんと同様に病気の本態を把握するには方向性が漠然としていて、曖味です。仮説は乾癬が炎症などのある局部的な領域を好み（例えば関節）好発すると言われています。

しかし、乾癬の表皮細胞の乱れをよく観察してみると感染症であり、乾癬ではなく真菌症と考慮すべきでしょう。ですが、現在の生検方法では乾癬の発病因子と感染症を結びつける傾向がありません。

乾癬の原因を微生物の視点から捉えると、がんの疾病因子と同じ浸潤性や不可逆性が認められます。

がんの浸潤が結合組織内で起こるため、乾癬の浸潤は生体機能が低下し疲弊した皮下組織内で発症することが理解できます。

がんと乾癬の発病因子がわかると、乾癬発症のメカニズムが明確になります。局部的な生体の機能低下はカンジダの皮下組織侵襲を促し、菌糸を分岐させながら形態に合わせ生育します。結合組織はカンジダの侵入を防ごうと免疫機構を使って特異的に阻害しようとしますが、逆にカンジダを刺激し病原性が強められ、細菌のように寄生性のある増殖を行い防御不可能となります。

乾癬とがんの違いは病気の進行度にあります。

乾癬は良性腫瘍であり、がんは悪性腫瘍であるため、乾癬の病原性は弱く慢性的な疾患ですが、がんは病原性の強い生命を脅かす疾患となります。双方は同じ疾病ですが生育する領域が異なり、乾癬は生体の外部であるのに対し、がんは生体の内部になります。

乾癬はカンジダの浸潤は限局的です。それはカンジダの増殖に必要な栄養源が表皮では少ないこと､解剖学的に筋肉層、真皮の上部領域でありカンジダの生育可能な領域が限られているためです。

乾癬は「線状の良性腫瘍」と表現できるでしょう。

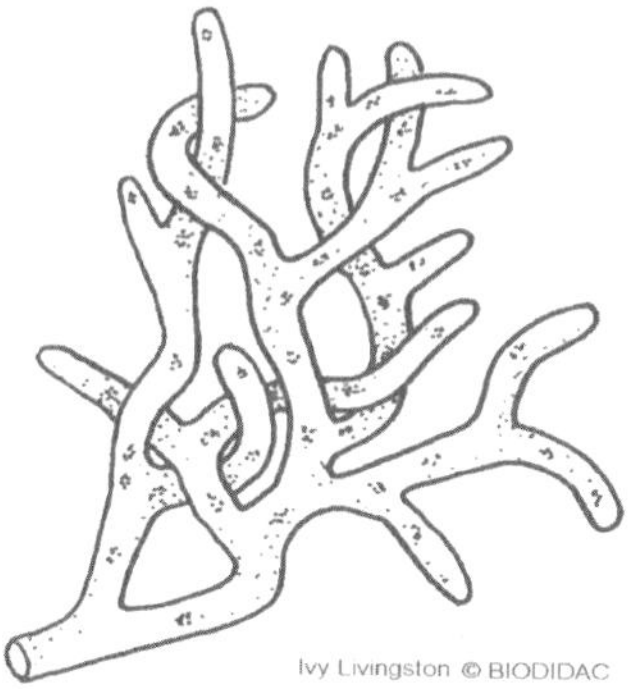

Ivy Livingston © BIODIDAC

一方、がんは結合組織と分化組織の間で発症し、組織を圧迫し侵襲性があります。皮膚がんでも同様ですが、正常組織は浸潤を防げなくなります。カンジダは上皮から順に侵入し結合組織へと移動してゆきます。攻撃を受けた正常組織は浸潤を排除しようとしますが、制御ができず機能不全を誘発し患者さんに非常に辛い痛みをもたらします。

多くの場合、真菌は上皮から侵襲しコロニーを形成します。胞子は免疫機構に貪食されやすいため、分離し血液、リンパの流れに乗り組織内部に移動します。ですが真菌にとって環境条件が良くなると、組織内部で再び塊となり成長します。

例を用いて説明してみましょう。

マウス､うさぎ､犬の舌にタールを連続して塗ったとします。もしくは様々な発がん性物質を塗ったとします。すると初期段階では免疫作用で発がん物質は抑制されますが、真菌が免疫機構を免れると、組織化し増殖してゆきます。

ヒトの場合、腫瘍学では免疫力を弱めるマイナス因子として例えばストレス、恐れ、精神的な緊張、中毒、薬物などが示唆されますが、これらは必ずしも発がん因子ではありません。むしろ記述した従来の概念を覆すカンジダとがんの相互関係を理解し、治療を行うことが重要です。

Chapter 4

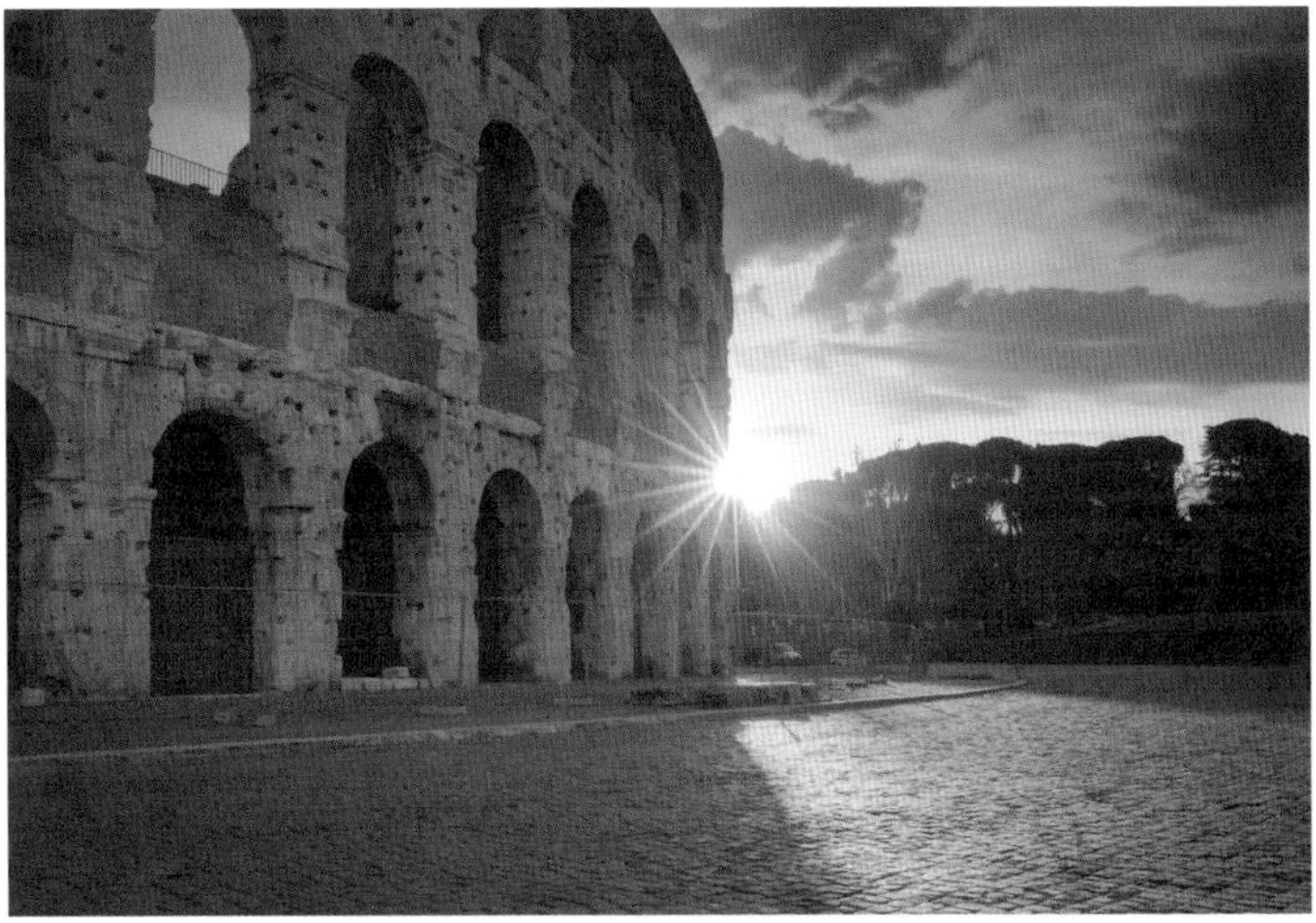

ローマ　コロシアム

がん、真菌の治療　治療の考察

カンジダは病原性の真菌でありますが、体内で常在菌として居続ける場合もあればカメレオンのように急に変化して猛威を振るう有害な菌でもあり、概念的に2分類できると考えます（静と動）。
形態学的に考察すると、カンジダには菌糸体、胞子、酵母があります。「樹木」を例に用いてもう少し詳しく説明すると、樹木には幹、葉、実、種がありまたオス、メスがあります。個々に観察するとそれぞれ樹木と関連性がないように思えますが、カンジダも同様に菌糸体、胞子、酵母などを別々に考えてしまうと、カンジダの発芽形成や成長過程がわからなくなってしまいます。遠近的にカンジダを考察すると成長過程を理解することが困難になり、それゆえ超顕微鏡的な捉え方が必要となります。

真菌の組織内侵入を見極めるには、菌糸や胞子の発育形態の変化を見つけることが重要です。真菌がどのように組織内で増殖するか、その過程を理解できないと、患者さんに一生涯軟膏を処方してしまう恐れがあります（乾癬がよい例です）。同様に手術療法、放射線療法、化学療法を治療法として選ぶと真菌が一層拡大してゆきます。

一般的な腫瘍学はがん本態の解明をせずに治療を行っています。では最善の治療とは一体どのような療法なのでしょうか。

手術療法によるがん摘出の有効性は真菌の形態から考慮してみると、菌糸体は非常に侵襲性が強く組織内で急速に増殖しますので、治療効果は一定ではありません。運よく真菌のコロニーを全摘出できたとしても、良性腫瘍のみ有効であると言えます。

多くの場合化学療法と放射線療法は良好な治療結果をもたらさないばかりか、逆に薬剤の毒性が正常細胞に障害を与え真菌の侵襲を引き起こします。

一方、抗真菌、抗腫瘍薬療法は真菌の構造に特異的に作用し、真菌の発育防止の効果が期待できます。

現段階、がんを根治する薬剤が存在しないため、がん患者さんは食事や生活のリズムを配慮し、免疫機能を強化させることが重要になります。

真菌は生理食塩水、電解質の溶液に高感受性があり、その特性を利用し真菌の菌糸体、胞子にくまなく広まり最も効果の期待できる溶液を探すことが必要になります。

重曹溶液の有効性は病巣など真菌が塊となって発育している部位で認められます。これは重曹が菌糸体の発育を制御し、コロニーが栄養分を吸収できなくなり壊滅するためです。

現在、小児の口腔カンジダ症の治療薬として重曹が使用されています。口腔治療のみならず、重曹の殺菌性、高感受性などの特性を活かし多種多様ながん治療に応用ができると考えます。

重曹の殺菌作用は、実はインド太古の文献ヴェーダに記載があり、重曹の有効性そしてがんの治療法が明記されています。

今日様々な国際的レベルの研究で重曹の抗腫瘍効果が発表されていますが、重曹の抗酸化作用に焦点があてられ、遺伝子の損傷、遺伝子異常の発生原因は酸化に起因し重曹のアルカリ化作用のみだけ掲載されています（脚注63に上記の考察が報告されています）。

上述を論理的に考慮し、真菌に高濃度の重曹溶液を組織全体に浸透させれば、がんは確実に縮小、消滅するはずであり、事実多くの症例で重曹の奏効性を確認することができました。

がんと真菌　個人的な研究

「いつ頃がんは真菌が引き起こす病変だと気が付いたのですか」「どのような動機、きっかけで腫瘍学から離れていったのですか」という質問を私はよく受けます。

組織学の初級クラスを手伝っていた頃、ある日教授が「がんは謎に満ちた、原因不明の恐ろしい疾患である」と説明しました。それを聞いた私はがんがこう私に挑戦しているのではないかと思いました。

「私に勝てる者はこの世に誰一人として存在しない。なぜなら私を打ち倒せるほど頭脳明晰な人間ではないから」

その声を聞いた瞬間から、私のがんとの戦いが始まりました。私はがんの挑戦に絶対勝てると確信していました。ありとあらゆる知識と精神力を正しい方向に向け分析をし、数多くの「もし〜ならば」という仮説を用い可能性を広げ、答えを探求すれば。

私はがんとの戦いのために、まず必要な知識の習得に最大の努力を注ぎました。また自分が学んでいる内容が全て事実ではないかもしれないという可能性も考慮しました。

数年が経過し、数多くの経験が私の強固なる信念となりました。病院に勤務したことで医薬品はがんだけでなく、多くの疾患を治癒できない事実にも気付きました。

特定の疾患以外、今もなお薬剤療法で高血圧、糖尿病、てんかん、乾癬、喘息、関節炎、クローン病、など完治ができません。

医薬品の有効性に対する不信感は募る一方でしたが、それ以上に臨床経験や過ぎ行く時間が私の心を苦しめ、何度も諦めようと思いましたが。ですが辛い症例を目の当たりにする度に自分のがんとの戦いに再挑戦しようと思い直しました。

論文を完成させるために大学病院の小児腫瘍科で働いていましたが、長い勤務時間中、私の心は少しずつ折れてゆきました。

論文を書き終わる頃には患者さんを診るのも辛くなり、さらには患者さんのご家族、教授、同僚、看護師、一般の人々と接するのも苦しくなりました。医療システムに対する不信感が募ってゆき、疎外されているとさえ感じるようになりました。

「自分の仕事、学歴、社会的地位を捨て、違う道を歩んだ方がよいのか」そう自分に問いかけてみました。

医療機関で心に描く治療法の研究に専念し生きてゆくのは難しく、大学病院の環境もあまり魅力的ではありませんでした。

医療機関はトップレベルの叡智の宝庫であるにもかかわらず表面的な議論だけが行われ、私の目標達成を妨げているのではないか。そうとまで思うようになりました。

様々なきっかけから、私は医学部を去り、物理学科に入学し探し求めている治療法に不可欠な微視的視点からの普遍的な物理現象の法則の理解を深めようと試みました。

その頃から、軽視されがちな代替医療にも携わるようになり、経験を積むめば積むほどなぜ多くの患者さんが代替医療に頼ろうとするのか、その理由も理解できるようになりました。通常医療は身体全体を診て病状を捉えようとせず局限的な診断を基に侵襲的な治療を行い、期待した効果が得られない患者さんは離れてゆくのだとわかりました。

ちょうど私が自然療法へ転職をしようとしていた頃だったでしょうか、がんは真菌が引き起こしているのではないか。そのような考えが脳裏に浮かびました。

乾癬患者さんを、重曹で治療したところ非常に効果があり、それは重曹が真菌を死滅させたからともわかりました。これがきっかけとなり、三段論法を使用して「不治の病いである乾癬は真菌による疾患」であれば、同じ「不治の病いであるがんも真菌による疾患」であるとそう導き出しました。

この論理に基づき、私はありとあらゆる研究、経験を重ね、真菌のコロニー消滅可能な治療法を確立しました。真菌が起因だとわかり、次の課題は高濃度の重曹溶液をどのような方法で隣接した部位からがん細胞に投与するかになりました。

口腔咽頭カンジダ症を発症した母乳で育てられた乳児は、重曹治療との感受性が非常によく3、4日で病状が改善しました。

そこで私は高濃度の溶液を経口、静脈からの投与が可能になれば同様の効果が得られるはずであると考えました。そして研究を重ね数々の実績を得ることができました。

重曹療法を行った11歳児の症例をご紹介します。この症例から最もがんに有効な治療法であると確信しました。

白血病の既往歴のある小児は昏睡状態で午前11時30分に小児血液病棟に到着ました。疾患のためシチリアの小さな町からローマに搬送されましたが、パレルモそしてナポリの大学病院ですでに治療を受けていました。

必死な母親は、「病院に入院して以来15日間も子供と話すことができず、天国へ行ってしまう前に一度だけでよいから子供と話がしたい」と目に涙を浮かべながら私に話しました。

私の診断は、小児が昏睡状態に陥ってしまった原因は2つあり、1つ目は脳にまで真菌が侵襲してしまったこと。2つ目は治療による毒性でした。

そこで重曹溶液で真菌のコロニーを消滅させ、ブドウ糖注を用いて脳内に栄養を補給、解毒をすれば病状は改善すると考えました。

重曹溶液、ブドウ糖注を継続して投与した結果、私が夜7時ごろ病棟に戻ってみると、なんと母親は泣きながら子供と話をしているではありませんか。


以後、特にローマのレジーナ・エレナの腫瘍研究所の助手として勤務した3年間、私は重曹を用いて何人もの患者さんを治癒しました。

その後数年間、勤務先が糖尿病センターに変わり、重曹治療から遠ざかってしまいました。ですが1990年、私生活の転機を境に、ずっと頭の中にあった重曹治療にもう一度焦点をあて治療をしてみたいと改めて思うようになりました。

治療を再開するにあたり、今度は哲学的な見地、論理的、合理的、分析的に腫瘍学の理解を深めたいと思い哲学科に入学し、1996年に卒業しました。

卒業した1996年から、重曹療法、学説を権威のある医療機関、厚生省、諸外国の腫瘍研究所などから認めてもらおうと試みました。重曹療法の有効性、安全性、研究結果は理解はしてくれたものの、承認は全く得られませんでした。

多くの同僚はがん遺伝子の研究ががん根治につながるというスタンスでしたので、私は行き詰まった状態になり一方で心の中では「そんな治療法ではがん根治は不可能である」と思っていました。

数々の治療成績があり、革新的な重曹治療法がひらめいていたのにもかかわらず、通常の医療機関では患者さんに施行をすることはできませんでした。

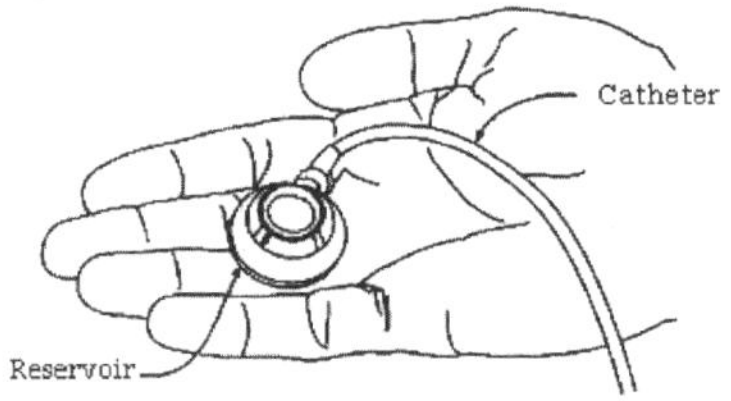

Port-a-cath

そこで私は通常医療と対極的な専門家で構成されている代替医療機関で患者さんを治療し、重曹溶液の有効性を再確認しつつ多くの人々に重曹療法を認めてもらおうと努めました。その頃からインターネットにプロトコルを掲載し始め、多くの人とつながることで通常医療と戦いながら治療を続けてゆく精神的な支えを得ました。心の中で消えかかっていた、小さな情熱の炎が灯し始め、重曹療法はいつか必ず多くの人々に理解され、施行されるに違いないと思うようになりました。

次第に、腫瘍学会、インタビュー、会議を通じて私の学説を一般の人々に発表することや、治療を施行する機会に恵まれるようになり多くの治療成績を得ることができるようになりました。

友人のアドバイスを基に、奏効率の向上のため方法論的アプローチをさらに深めることにしました。重曹溶液が十分に浸透できない部位をどう治癒してゆくか、経口投与やエアゾール吸入、静脈投与で脳腫瘍、骨肉腫、漿液などで対処するには限界があり、そこで同僚数名、特に放射線科医の同僚の協力を得て直接腹膜腔、胸膜腔、動脈などへカテーテルを挿入する方法を取り入れ解決にいたりました。

選択的動脈造影

高濃度の重曹溶液をがんに浸透するように注入し、がん細胞のみ消滅させることが私の治療法の基盤となる概念です。

最大限がん細胞に重曹溶液が行き渡る治療法を研究し、ポートと呼ばれる装置をカテーテルとつなげ選択的に動脈にカテーテルを挿入し重曹溶液を注入する方法を考え出しました。がん細胞の栄養源となっている動脈に高濃度の重曹溶液を投与することで腫瘍の深部にまで浸透させることが可能になります。

以前、腫瘍を患っている患者さんを治療したことがありますが、動注療法ではありませんでしたので（神経科医、そして神経外科医にカテーテル挿入手術をお願いし治療を試みましたが）病状は改善したもののがんを消滅させることはできませんでした。

現在は手術の介入なしに痛みも伴わない方法で、頸動脈から選択的にカテーテルを挿入し、脳腫瘍の治療が可能になりました。そして脳腫瘍と同様に、正常細胞に障害を与えず治療効果の早い重曹を用いた選択的カテーテル治療法であらゆるがんを治癒することができるようになりました（例外として脊椎、肋骨などの骨肉腫があります。重曹溶液を動脈から十分局部に浸透させることができないため）。

選択的に重曹溶液を動脈へ注入する治療法は真菌への殺菌作用が高いだけでなく、痛み、後遺症、薬物有害反応を伴いません。

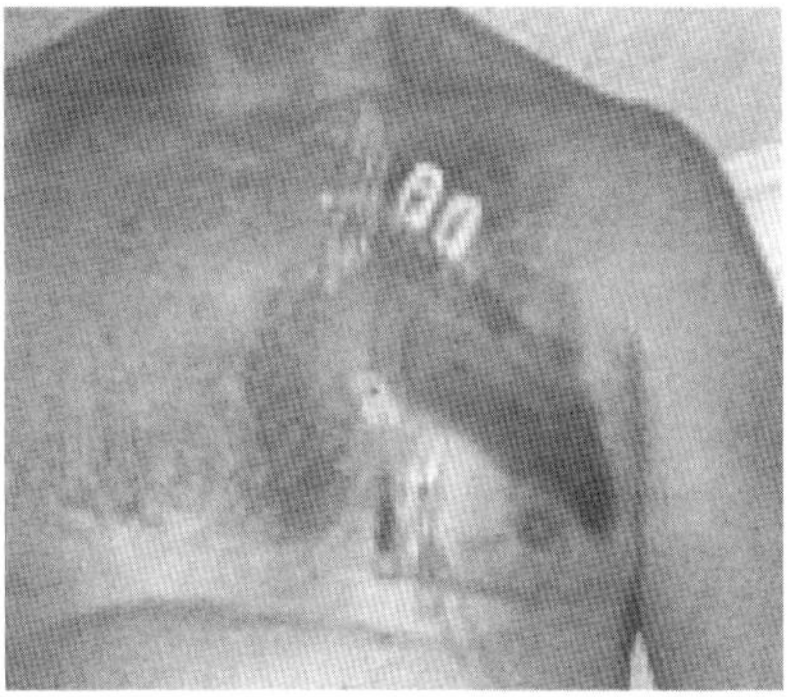

Example of use of a port-a-cath.

まずカテーテルを挿入する部位を消毒し局所麻酔を行います。細い針で動脈を穿刺し（通常鎖骨下）ガイドワイヤーを挿入しガイドワイヤーに沿わせてカテーテルを挿入します。そしてポートを埋め込む場所に皮下ポケットを作成しカテーテルとポートを接続させます。このポートは治療中必要なだけ継続的に使用できます。

治療中、静脈注射と同じような痛みを感じることがありますが、リスクの低い治療法は医師や看護師の指示のもと自宅での治療が可能です。

重曹治療の一般的な考察

重曹治療を推奨する基本的な理由は、がんの局所的、遠隔的発症は真菌が原因と考えるからです。理論的に腫瘍は重曹治療法で縮小、消滅しますが、病期、病状により患者さんの最善の最大投与量を注入しても良い治療効果を得られないことがあります。

具体的な症例をいくつか挙げます。

心疾患の患者さんに対しては十分な注意を払わなければなりません。一時的ではありますが、交感神経系の電解質の移動により、心不全を引き起こす場合があります。

腎不全、腎臓が片方しかない患者さんは、老廃物の排泄や電解質の調節が十分にできませんので、重曹溶液投与量が落とされ結果的に治療効果が低下し、がんの根治が非常に困難になります。

末期患者さんの場合、寝たきりの状態で自ら食事を取ることができず、排泄も難しくなります。その結果重曹溶液の排液が困難になり投与量が必然的に減量されます。重曹溶液の効果も限定的になり、すでに衰えている免疫力では真菌を消滅、縮小させることは容易でなくなります。

一方、上記の症例のように重曹溶液でがんの根治はできなくとも、症候学的に疼痛の緩和、嘔吐、失血などの症状の改善は可能になり、多くの末期患者さんの病状回復、延命など奏効性の高さが認められています。

手術療法、放射線療法がすでに行われている場合、重曹溶液でがんを全て洗浄するのは限界があります。瘢痕に摘出、消滅しきれなかったがん細胞が残っているケースが多く、治療効果を弱めてしまうからです。

従来の薬理療法（抗がん剤、一般的なジェネリック薬品）は排出器官に負担をかけ、代謝が十分機能していれば治療効果の高い重曹溶液の作用を弱めてしまいます。

重曹治療の効果は2つの要因に大きく左右されます。

1 がんをどれだけ重曹溶液で洗浄できるか
2 生体の免疫力

そして病期初期のがんの大きさ、原発巣の部所、病変の範囲、深達度も治療の成功に大きく影響を及ぼします。

重曹治療のメカニズムを理解するために、何枚もの層から構成されている同心円層状の玉ねぎを想像していただきたいと思います。玉ねぎの形はがん細胞と同様の形をしています。生体の免疫機構を見事くぐり抜けたがん細胞は、一番外側の層は免疫細胞から攻撃を受けるかもしれませんが、一番内側の層は免疫細胞からの影響を受けずに残ります。がんの表面積と体積はがんの侵襲性と比例するため、体積が大きいほど免疫防御機構への攻撃力が強まります。その結果、がんは組織内で無制限に増殖できるのです。

免疫防御システムはタンパク質、フィブリノーゲンなどの免疫細胞を駆使してがんの増殖を制御しようと試みます。しかし増殖をし続けるがんを、免疫細胞の防御機構だけでは抑え込むことができず、組織内や血液に浸潤し、がんが進行するにつれ貧血の病状が表れ悪化してゆきます。

ところが、重曹溶液は様々な病期に有効で、猛威を振るう真菌と免疫システムの立場を逆転させることができます。重曹は玉ねぎの層を外側から一枚一枚はがしていくように真菌にのみ作用し徐々に死滅させてゆきます。

がんが複数の臓器に発症している場合、重曹溶液の殺傷力は変わらないものの免疫システムはがんの進撃速度に間に合わず制御しきれない状態になります。全てのがんに重曹溶液を投与する難しさと脆弱な免疫力が重なるとがんを消滅させることが困難になり、真菌の浸潤を促します。

理論的には投与量を増加できれば治癒率が高まるはずです。ですが1日の投与量が600～650cc以上になると重篤な副作用が発症する可能性があり、増量に対しては十分な配慮が必要です。

近い将来、重曹を用いた透析療法で様々な疾患治療が可能になればと夢が膨らみます。

マイクロカテーテルを腫瘍に到達するように細動脈に挿入し、高濃度の重曹溶液を注入させ、細静脈を介して排出するようにすれば血流に流れ込むことを防げます。

ですが現在は重曹と生体の免疫力を駆使して最善の治療を試みること、そして患者さんに最適な重曹投与量を使用し治療効果を発揮させることが必要です。

薬物療法に対する意識転換の必要性

近い将来、もし薬理学的に重曹治療法に焦点がおかれ研究開発されれば、あらゆる腫瘍が1日2回、朝晩の錠剤内服もしくは注射投与のみで15～30日間以内に完治できると確信しています。

しかし現在は最善の治療法でがんを根治しなければなりません。

重曹溶液は施行しやすく、がん縮小、消滅に高い効果があり、免疫力を低下させません。可能な限り重曹治療を選択し自然治癒力、免疫機能の増強をはかることが奨励されます。

近未来、重曹溶液療法というシンプルな治療法を施行し我々にもたらされる恩恵を考えたとき、大きな期待が膨らみます。親和性のある治療法が非常に実質があり論理的であると感じられるに違いありません。

治療法は2つに分類されます。

1 がんを因果関係からアプローチする
2 免疫システムを活性化する

化学療法

まずはじめに従来の腫瘍学について考えてみましょう。腫瘍学ではがん細胞を消滅させること、そして免疫システムを回復させることに重点がおかれます。

真菌のメカニズムを考慮すると、がん腫瘍を侵襲的に抑制、死滅させる化学療法、放射線療法、手術療法は逆効果であり治療を困難にします。

また、治療法の有効性は証明されていません。化学療法は区別することなくがん、正常細胞を死滅させてしまいますので、宿主の免疫力を低下させ、その結果真菌の浸潤をさらに強めてしまいます。腫瘍をどのように根治できるのかは謎です。

事実、抗がん剤の多くは骨髄細胞、血液中の細胞までダメージを与え結果的に真菌の増殖を促します。

薬物有害反応として肝機能障害、神経障害、免疫反応低下など発症します。

ジアンフランコ・パネテリーニ博士は「個人、疾患、薬剤」インタビューの中で化学療法について以下のように述べています。

「化学療法は生体に壊滅的なダメージを与えます。化学療法ががんを誘発しているとは逆説的でありますが、これは明らかな事実です。なんと矛盾する治療を我々は行っているのでしょう」

（1995年10月　ボローニャ、アンドロメダ、３版）

ノーベル賞を受賞されたケリー・ムリス氏も同じインタビューでこう述べています。

「我々が使用する抗がん剤は全てアジドチミジン（レトロビル）と同じように有害であるにもかかわらず患者さんに処方します。我々皆、放射線療法、化学療法を受けその結果亡くなってしまった親類がいるはずです。医療機関全体が腐敗しています（骨折治療を除いて）」

ラウル・ベルジーニ氏もこう述べています。

「我々は社会的に地位があり非常に裕福な医療従事者について論じています。我々を苦しめている疾患全て治療可能だと考えていますが、実際何も治癒していません。恐ろしいことですがこれが事実です」(「エイズは未解決の問題です」１９９５　アンドロメダ　ボローニャ)

化学療法の治療効果と治療費の費用便益比、そして身体に及ぼす有害作用について十分な配慮が必要だと考えます。

放射線療法

私の経験から言えるのは放射線療法は多くの場合(病期の初期段階、病期がすでに進んでいる段階どちらでも)持続した高い治療効果を得られません。

骨腫瘍、リンパ節の腫瘍などの特殊な病状のみ放射線治療の有効性が認められます。腫瘍が限局して発症している場合、放射線治療と重曹治療、薬剤を併用すると速やかに良好な効果が得られます。

手術療法

がんの体積が大きく、重曹溶液が十分浸透できない病状の場合、手術療法を併用することで治癒率が向上します。

手術で腫瘍を摘出し治療効果を上げられる疾患を説明します。

大腸がんは腫瘍が内視鏡を用いて重曹溶液を浸透できない部位に発症する場合があり、手術切除により治癒率を高められます。

精巣（睾丸）腫瘍は大きく2つに分類されます。全て転移を起こしやすく、解剖学的に腫瘍が切除しやすい部位にあることから可能な限り摘出します。

腹膜、胸膜、皮膚がんの腫瘍が非常に大きい場合、切除し縮小させます。重曹溶液を浸透させやすい状態にすることで治癒率が向上します。

手術前、手術後、新たな真菌の形成、遠隔転移の予防目的で重曹溶液の投与が奨励されます。

大腸がんは重曹療法、手術療法を組み合わせ、がんを切除すると局所的な再発、遠隔転移がほぼ全ての症例で認められなくなります。

免疫療法

従来の治療法を希望、選択する場合、十分な考慮が必要と考えます。治癒率を向上させるため重曹溶液治療法の併用が推奨されます。

インターフェロンやインターロイキンなどの免疫療法は多くの場合良い治療効果を得ることができません。免疫療法は免疫細胞をコントロールし、がんを治癒しようとして作られた治療法であり、体内に多量投与することで強い副作用が生じてしまいます（発熱、痛みなど）。

免疫システムに焦点を当て、がんを排除しようとする治療法には疑問が残ります。

ホルモン療法

ホルモン療法剤がどのようにがんに作用するのか正直明確に理解ができません。分子的結合を変化させ、細胞の増殖を阻害、活性化する治療薬として考えられていますが、すでに衰えている代謝をさらに悪化させてしまい、過剰なホルモン産生とがんの発症は関連性がないと考えます。ホルモンと受容体の結合に焦点を当てがんの発生、進行の阻害を試みようとするのは疑問があります。

全ての細胞は遺伝子の情報を基に作られ、数万個にも及ぶ様々な塩基配列から構成されています。キナーゼとホスファターゼ経路の選択的な阻害を行い、がん遺伝子を分子レベルから制御するのは大変な作業であり、治療の有効性は期待できません。このようなことから、特定の分子を狙って結合し、機能を調整できる分子を探すのは困難であり、科学的、合理的ではないと考えます。

遺伝子レベルの新薬開発は、たとえ世界的に最も権威のある研究センターで論理的に開発されたとしても、それは広大な海から一（ひと）しずくほどの大きさの特異性の合う分子を探し当てるようなミクロ的作業であります。

ニューヨーク、ワシントン、ベセスダまたは他のアメリカの都市に発がん物質の新薬開発投資をし、ヨーロッパの都市にホルモンそして抑制化因子の創薬開発を、そして環境、ウイルス性発がん物質の研究開発を他の諸国で行ったとしても、起因となる遺伝子を発見する確率は1％にすぎず、無駄な研究だと考えます。

テレビや新聞記事を通じて革新的なタンパク質、遺伝子、酵素の発見の朗報を耳にすると、がんを克服するかもしれない新薬に大きな期待が高まりますが、全てプロパガンダに過ぎないのです。例として以下の見出しが挙げられます。

「私たちはついにがんを解明しました！」

「v-onc, p53, rb1, テロメラーゼ、フィラデルフィア染色体、抗モノクローナル、キラー遺伝子、チロキンシナーゼ、成長因子受容体など」

現在の腫瘍学は理論的、治療学的レベルにおいてがんのメカニズムを解明するのは不可能であり、一般の人々は直感的に腫瘍学の限界に気付き重篤な副作用のない、より治療効果のある代替医療が必ずあると感じているに違いありません。

Journal of the American Medical Associationが発行した１９９８年11月11日の記事では１９９７年にアメリカ人は通常医療機関を３億８６００万回利用したのに対し代替医療機関は６億２９００万回利用したと報告されています。

これはアメリカ人の精神的な心の癒しは、従来のがん治療法ではなく代替医療によってもたらされていることを反映する統計であると言えるでしょう。

重曹溶液治療

上述の通り、がんは真菌によって引き起こされるため論理的に考え、最善な治療法は重曹溶液療法になります。現在市販されている抗真菌薬は（アゾール系　アムホテリシンBを初期段階に非経口で投与した場合を除いて）主に粘膜表層のみ効果を発揮します。そのため菌糸の組織内侵襲を阻害することは困難になります。

抗真菌薬投与後、初期段階で真菌が形態を変化させます。薬剤耐性を獲得した真菌は死滅するどころか、逆に宿主の免疫力が真菌薬の殺菌作用で弱まった状態を利用し、組織内でさらに発育、増殖してゆきます。

前立腺がんが骨盤にまで及んでいる症例でも先に述べたメカニズムが認められます。抗真菌薬を投与後、初期段階では症候学的に高い効果を感じられますが、時間の経過と共に効果が薄れてゆきます。

一方、重曹溶液は真菌が薬剤耐性を獲得する前に速やかに真菌の細胞内に拡散します。薬剤耐性が無効化された真菌は、重曹に抵抗ができず死滅します。

重曹溶液療法は間隔を空けず持続して最大耐量投与することが奨励されます。1クール目は最低7〜8日間継続し、治療開始3〜4日目には2〜4センチほどのがん腫瘍が縮小し始め、4〜5日目には死滅してゆきます。

通常1日の最大投与量は500㎖ですが、適切な投与量は個々の患者さんの体重、腫瘍の数、大きさを考慮しながら決定します（５００㎖を最大20％まで増量、最低20％まで減量が可能です）。

重曹溶液濃度５％は無害であり30年以上、上記の量を治療に使用していますが、以下の症状を含め様々な病変に適応できます。

・糖尿病性ケトアシドーシス、心肺蘇生、妊娠、血液透析、腹膜透析、肝障害、血管手術、薬理学的中毒。

重曹治療のリミテーション

・重篤な心臓、腎臓、肝臓疾患を抱えているがん患者さんに対して、重曹溶液を全量投与することは奨励されません。ですが溶液が少量、濃度が薄すぎてしまうと治療効果が弱まります。できる限り病状に適した最大投与量を注入することが推奨されます。

・腫瘍が大きくがん以外の疾患を発症していない場合、治療開始数日以内に39度の高熱を発症することがあります。これは腫瘍崩壊症候群と呼ばれ、腫瘍が急激に死滅し誘発される病状です。アミラーゼ値が上昇、腎不全、尿閉など併発することがありますが、カテーテルを用いた治療で回復します。

・まれに副作用として高血圧、低血圧、頭痛など発現する場合がありますが、短期間で後遺症もなく改善します。

・上記の副作用に対し、ブドウ糖注5％もしくは10％、塩化カリウム、生理食塩水を1時間ほど点滴静注し対処できます。薬剤を使用せず無理なく代謝機能が向上し、循環虚脱の回復ができます。
・免疫力の低下防止に、治療中の抗生物質、解熱剤、利尿薬、鎮静薬、などの薬剤使用は特別な症状以外、極力控えることが推奨されます。
・自然薬品は、医薬品に比べ臓器の免疫力、がんに対する耐性を奪いませんので優れていると言えるでしょう。
・ベジタリアン、プロテインダイエット、ビタミン療法、絶食療法など過小評価される傾向がありますが、免疫力や血液循環を改善させたり、体内の毒素を軽減させる効果があります。その結果、体の内側から免疫本来の力が回復し、がんに対する抵抗力が高まります。
・一般的にがん治療法として適応されるアロパシー（逆症療法）は奨励されません。アロパシーは免疫力を低下させ、逆に真菌を組織内に増殖しやすい環境にしてしまいます。がん治療で重要なのは防御力を弱めないことで、免疫を低下させる薬剤や食べ物の摂取はできる限り控えることが奨励されます。

中咽頭がん

・解剖学的に口、舌、口蓋、咽頭に発症したがんは外部から重曹溶液の投与がしやすい部位にあり、比較的治療がしやすいがんの一つとして挙げられます。

・コップ1杯の水に対し小さじ1・5の重曹を溶かします。

◎計20日間の重曹溶液内服が奨励されます。

1クール目（1日2回、10日間）

2クール目（1日1回、10日間）

・2クール目終了後、小さながんが認められる場合、1週間休止した後追加1クールを症状に合わせながら行います。

・炎症が発症した場合、内服を1日休みます。

・出血が認められる場合、塩化ナトリウム溶液（水に塩を溶かした溶液）を内服します。

・上咽頭、鼻腔にがんが認められる場合、結膜点眼、吸入療法が推奨されます。

・がんが咽頭の奥深くに発症した場合、外頸動脈からカテーテルを挿入し重曹溶液を投与します。

症状に合わせ局所的にカテーテルを挿入し治療を行います。

◎合計24日間の治療が奨励されます。
1クール目（6日間投与　6日間休む）
2クール目（6日間投与　6日間休む）

胃がん

・胃がんは口からの重曹溶液内服、胃内視鏡挿入が可能なことから重曹治療の感受性が高い臓器の一つとして挙げられます。
・20年前に治療を受けた患者さんは再発もなく延命をされ、私の親戚も同様に回復し今尚健在です。

投与量

・コップ1杯の水に小さじ1の重曹を入れ、1日2回食前（朝晩約30分前）に溶液を内服します。15日間継続し、その後30日間1日1回、朝（食前約30分前）に溶液を内服します。
・溶液内服後、重曹が全ての粘膜、臓器に浸透するようにうつ伏せ仰向け横向きになります。
・副作用として下痢を発症することがありますが、その場合1日1回朝のみの内服に減らし症状は回復します。

・がんの病期を検討しながら胃内視鏡を用い重曹溶液を注入します。30～40分間かけて溶液を胃に満たし、その後ドレナージを行います。症状に合わせ2～3日繰り返します。

・一般的に血便の症状は5～10日間で改善します。消化不良や胃の重圧感も回復し、その結果体重が次第に戻ってきます。

・比較的大きい腫瘍が胃壁やリンパ節に発症していても、重曹治療で治癒できますが、腫瘍が間膜にまで及んでいる場合、溶液の浸透が難しく治療は困難になります。

・重曹溶液が行き渡らない部位に真菌のコロニーが認められる場合、コロニーが菌糸を定着させ病原性を発揮し、溶液の届かない部位へと激しく侵入し腫瘍が拡大してゆきます。

・真菌の形態をわかりやすく理解してもらうため、蜘蛛の巣を想像していただきたいと思います。巣の四隅にそれぞれ大きな塊と、この塊をつなぐ糸（菌糸）が無数にあり、この糸が組織内で伝達網として機能すると仮定します。

蜘蛛の巣が攻撃を受けると、伝達網を通じて防御機能が作用し、異物へと糸（菌糸）を伸ばしてゆきます。さらに危険ではない組織へ浸潤し巨大コロニーを形成し、有害物質として増殖します。

・薬剤が免疫力低下をもたらし、薬剤耐性を獲得した真菌は酵母、菌糸、胞子を駆使し伝達や防御力を高め遠隔の組織にまで広がってゆきます。転移は菌糸がコロニー（病巣）から十分な栄養素を受け取り、分岐しながら遠隔の組織へと伸長していくことです。

・クモの糸（菌糸）が体内の組織に広範囲に渡ってネットワークのように張り巡らされている状態を想像していただければ、がんが徐々に遠くの臓器にまで成長、転移してゆくメカニズムを理解していただけるかと思います。

免疫力が十分に保たれている状態であれば、真菌に侵襲されることはありませんが、疾患の進行に伴い免疫力では対処しきれなくなり、コロニーが形成されます。がん転移は薬剤使用により免疫機能が弱り誘発された病変と言えるでしょう。

・重曹溶液が浸潤しにくい部位は間膜ですが、間膜から肝臓にまで腫瘍が及んでいる場合は治療が困難になります。真菌が増殖する前に重曹溶液を最大耐量注入することが必要です。カテーテルを胃周囲と腹腔動脈に挿入し、溶液を腫瘍魂に十分浸透させることで病期の進んだ腫瘍を縮小させることができます。

肝臓がん

・原発性、転移性肝臓がんのどちらも皮下にポートを埋め込み、肝動脈（もしくは上腕動脈から）へカテーテルを挿入し重曹溶液５００ccを約４週間かけて投与します。

・がんの進行に合わせ併用して重曹溶液を空腹時に内服します（小さじ1の重曹をコップ1杯の水に溶かす）。

◎合計24日間の治療が奨励されます。
1クール目　6日間投与　6日間休む
2クール目　6日間投与　6日間休む

- 30％以上の肝実質細胞があれば肝炎ウイルスに感染していても腫瘍が縮小してゆきます。時間をかけて治療を続ければ、腫瘍の大きさにもよりますが普通の生活ができるほど回復し、寿命も伸びてゆきます。
- 治療中、以下の副作用がまれに発症します。
39度近くの発熱、頭痛、高血圧、低血圧、肝臓の痛み（重曹溶液が肝臓の出血に反応するため）、尿閉。
- 副作用は重曹溶液投与後、短時間で（30～60分ほど）腫瘍が死滅するため発症します。副作用の対処法として水分補給、静脈へのブドウ糖注10％、塩化カリウム静注、生理食塩液などの投与が奨励されます。
- 病状に合わせ治癒率を向上する目的で、重曹溶液が腫瘍に直接作用するように小さなカテーテルを挿入し治療を行います。
- 適切に治療が行われれば、非常に高い確率で腫瘍は縮小し（90％）、完治率も向上します（70～

80%)。

・腫瘍が肝実質細胞の90~100%を占めている場合は例外となります。

膵臓がん

・膵動脈からカテーテルを挿入し重曹溶液を注入する方法が、最良の、治癒率の高い膵臓がんの治療法です。通常副作用もなく、速やかに良好な結果が得られます。

・一般的に行われる膵臓摘出に比べ、重曹治療法は膵臓の温存ができるだけでなく、肝臓及び全身へのがんの広がりも抑制することができます。

・手術療法が選択された場合、併用して局部的な重曹溶液投与を行うとがん再発を防げます。合計12日間、もしくは24日間の治療が推奨されます。

◎12日間
1クール目　(6日間投与　6日間休む)

◎24日間
1クール目　(6日間投与　6日間休む)
2クール目　(6日間投与　6日間休む)

腹膜がん

・腹膜がんは多くの場合、外科的手術が引き金となり腹腔内にがん細胞が拡散し腹膜に着床して広がってゆきます。腹腔内に多くの臓器が密接していることで臓器に発症したがん細胞が腹膜に転移しやすく、腹膜がんを引き起こす原因となっています。

・胃、腸、膵臓、胆嚢、前立腺、子宮、卵巣が腹腔内の狭い空間に収まっているため、腹膜にがんが転移しやすく腹水が誘発されがん性腹水が貯留します。

・漿膜にまでがん細胞が及ぶ場合、真菌のコロニーが代謝を開始し免疫力では抑制できないほどのがん細胞が広がり、従来の治療法では対処できなくなります。

・重曹治療法は溶液が腹腔内の隅々にまで浸透し、真菌消滅に高い効果があります。

・腹水ドレーナッジを行なってから、カテーテルを腹部に挿入します。

◎合計3週間の治療が奨励されます（重曹溶液300〜500cc）。

1クール目　1週間毎日投与

2クール目　1週間1日おきごとに投与

3クール目　3日間投与、そして4日間休む

・投与量は、症状、副作用、体重に合わせ調整します。治療開始後数日間、腹部膨満感、腹痛などの副作用が表れることがありますが、治療の経過と共に速やかに回復します。
・血圧の上昇、低下、食欲減退、喉の渇きなどの副作用が発現する場合があります。
・重篤な副作用として感染症が発症する場合があります。カテーテルの消毒、カテーテル出口部のケア、包帯の消毒が毎日十分に行われなかったことが起因し、すぐに高容量の抗菌薬を投与します。感染症は短期間で改善します。
・がんが大きい場合、腹腔内を軽くするために手術をし摘除します。そうすることで、重曹溶液の浸透が向上し奏効率が高まります。

大腸がん

・大腸がんの治療法選択は、がんの大きさと深達度により決定されます。
・がんの大きさにかかわらずがんが全て腸管内に局限している場合、大腸内視鏡を用い重曹溶液を注入する治療法が親和性があり、回盲弁まで溶液を浸透させることができます。
◎合計24日間の治療が奨励されます。投与量は腹膜がんと同量です。

1クール目　(6日間投与　6日間休む)
2クール目　(6日間投与　6日間休む)

- 治療開始数日以内で腫瘍が縮小し、1クール終了した時点で十分な効果を得られますが、約4週間継続します。2クール継続することで治療効果がさらに安定します。
- がんが大腸粘膜以外の領域、肝臓、離れた臓器に進展している場合、局部的に対処します。
- 治療中、治療後、下痢が発症する場合がありますが、治療の休止は必要はありません(症状が改善しない場合、数日間の休止が奨励されます)。
- 内視鏡を用いた治療はがん細胞が比較的小さく、大腸の粘膜深くまで及ばす、腸閉塞の発症がない場合、奏効率が高くがんは縮小します。
- 大腸内に腫瘍が点在する場合、腸管が狭くなっていることが多く重曹溶液をくまなく浸透させるのが困難になり、手術による摘除が推奨されます。
- 腸管を切除し吻合した場合、組織が弱くなり抵抗力も低下するため、再発、肝転移防止目的で瘢痕局部、腸管内全体に重曹溶液を投与することが奨励されます。
- 手術療法後、麻酔により肝臓がダメージを受けることがあります。

膵臓がん

・膵臓がんは肝動脈そして脾動脈へカテーテルを挿入する治療方法が奏効率が高く適応されます。
・膵臓頭部の治療は肝動脈から、尾部、体部の治療は脾動脈からカテーテルを挿入し重曹溶液を投与します。

◎合計24日間の治療が奨励されます。
1クール目　(6日間投与　6日間休む)
2クール目　(6日間投与　6日間休む)

・脾臓がんより初回投与後、副作用として吐き気、倦怠感などの症状が表れます。
・膵臓は小さい臓器であり、脾動脈から重曹溶液の投与を行うことで一時的に臓器に圧力がかかり、引き伸ばされてしまうため痛みが伴います。
・背部痛が速やかに緩和されます。
・胆管の手術、他の治療がすでに施行されている場合、血管がダメージを受けていることが多く、肝動脈、脾動脈からカテーテルを挿入する療法の効果は弱まります。

・がんが肝臓など離れた臓器へ転移している場合、局所的な重曹治療が推奨されます。

膀胱がん

・膀胱がんの治療法はがんの深達度、膀胱壁への浸潤度、骨盤腔への転移の有無により決まります。
・表在性膀胱がんや、粘膜下まで局所的に浸潤しているがんは、カテーテルを尿道に挿入し重曹溶液を投与します。重曹治療と組み合わせて重曹小さじ1をコップ1杯の水に溶かし、空腹時に内服すると奏効率が向上します。
・通常治療開始2〜3日で大きな乳頭状のがん縮小が認められ血尿も改善します。

◎合計54日間の治療が奨励されます（150〜200ccの重曹溶液濃度5％）。

1クール目　（8日間投与　4日間休む）
2クール目　（8日間投与　14日間休む）
3クール目　（8日間投与　4日間休む）
4クール目　（8日間投与）

・痛みや血尿の症状がある場合、1日、もしくは数日間投与を休みます。

・膀胱がこれまでの疾患や内視鏡を用いて注入したマイトマイシンなどの抗がん剤で痛みが発症している場合、十分な考慮が必要です。
・尿失禁の症状がある場合、尿道と腹部領域へカテーテルを挿入しがん細胞を消失させます。
・尿道に腫瘍が認められる場合、尿道からカテーテルを挿入する治療法は困難であるため腎ろうカテーテルで対処します。そうすることで重曹溶液がくまなく行き渡り、がんを死滅させることができます。
・重曹溶液は膀胱がんに高い感受性があり、多くの症例で腫瘍の消失が認められます。

胸膜がん

・胸膜がんは、原発性、転移性ともに重曹溶液に高い親和性があり、治療が容易に施行できるがんの一つとして挙げられます。胸膜癒着がなければ殆どの症例でがんの縮小が認められます。
・胸腔内に溜まった余分な体液を排出してから胸部にカテーテルを挿入します。重曹溶液5％を胸腔に１００～２５０cc投与します。

◎合計17日間の治療が奨励されます。
１クール目　(７日間投与　３日間休む)

2クール目　（7日間投与）

・通常治療開始45日目には血胸が治り10～15日目には（特別な症状を除き）胸膜が回復し胸腔からドレナージ処置をする必要がなくなります。
・危険な感染症や胸を引き起こさないためにカテーテルとカーゼの消毒には十分注意を払う必要があります。

前立腺がん

・外科治療が行われていない場合、尿道口からカテーテルを挿入し、前立腺の両葉へ重曹溶液を投与します。
・重曹溶液が浸透できない領域や術後再発が認められる場合、大腿動脈からカテーテルを挿入し（リザーバーを留置する）重曹溶液を注入します。高い治療効果が認められます。

◎合計42日間の治療が奨励されます。
1クール目　（6日間投与　6日間休む）
2クール目　（6日間投与　6日間休む）

3クール目　(6日間投与　6日間休む)
4クール目　(6日間投与)

・骨盤腔にがんが及んでいる場合、胸膜がんと同様に腫瘍に近い領域にカテーテルを挿入し重曹溶液を注入します。

・骨への転移が認められる場合、腫瘍の大きさ、数、領域を考慮し治療法が選択されます。腫瘍の数が少ない場合放射線治療が適応され、各々に放射線を照射し、がんの進行を抑える目的で重曹溶液500ccを投与します。

・理学療法はがん細胞を死滅させますが、同時にがん以外の正常な細胞にも障害を与えます。がんは脆弱になった正常組織の栄養を奪いやすくなり、逆に過剰に増殖をし始めます。

・放射線治療、レーザー治療、焼灼療法は、上述の理由からがんの進行を抑制することが難しく、治療後も治療をした領域から再発をくり返します。

・器具を用いて上皮がんを赤くなるまで(がんの周囲を十分囲むほどの領域)焼いたことがあります。すると10~20分後、がんの増殖が認められました。数々の臨床経験、真菌の生態、メカニズムの研究を基に、真菌は免疫機能の低下した状態で再発すると明言できます。

上肢、下肢がん

・上肢、下肢がんには多種多様な原発性、転移性がんがあります。
・骨肉腫、ユーイング肉腫、軟骨肉腫は若年者に多く発症する肉腫です。
・転移性の肉腫は比較的高い年齢層に発症します。
・患者さんの体重を考慮した上で重曹溶液濃度５％の投与量を決定し上肢がんは上腕動脈、下肢がんは大腿動脈へカテーテルを挿入し溶液を注入します。

◎合計42日間の治療が推奨されます。
1クール目　(6日間投与　6日間休む)
2クール目　(6日間投与　6日間休む)
3クール目　(6日間投与　6日間休む)
4クール目　(6日間投与)

・重曹溶液が十分吸収された領域の腫瘍は多くの場合ほぼ完全に消滅します。
・症状によって組織の再形成に3～4か月かかり、治療効果の確認に時間を要することがあります。

・小児にカテーテルを使用する際、動脈が細いため挿入を繰り返すと次第に血管が弱くなり痛みが悪化する場合があります。一過性の痛みではありますが、症状を緩和させるため数日間投与休止が推奨されます。
・転移性の骨肉腫の場合、骨に接触するようにカニューレ針を挿入し重曹溶液を浸透させます。腫瘍はほぼ完全に消失します。

脳腫瘍

・一般的に原発性、転移性脳腫瘍は重曹溶液濃度5％との親和性が高く、投与後がんは縮小、消滅します。
・治療は1クール、最低6日間行います。治療が6日以下の場合腫瘍が短期間で再発し進行を抑えることが困難になります。
・カテーテルをウィリス動脈輪2本の内頸動脈に挿入し重曹溶液250cc各左半球、右半球へ投与し隅々まで浸透させます。
・投与量は一番大きな腫瘍の部位に基づき決定します。例えば右前頭葉に腫瘍がある場合、重曹溶液250ccを前頭葉に注入し残り250ccをさらに分け125ccずつ左半球、右半球へ投与します。
・投与中、患者さんの意識があり痛みを自覚するため、投与スピード、リズムは患者さん自身がコントロールします。

・治療計画はがんの大きさを考慮し投与量、日数を決定します。

・がんが最大径3〜3・5センチである場合、重曹溶液の治療効果は高く速やかに縮小します。

・カテーテルを内頸動脈もしくは脳底動脈に挿入し、重曹溶液濃度5％を５００cc投与します。

◎合計36日間の治療が奨励されます。

1クール目　(6日間投与　6日間休む)

2クール目　(6日間投与　6日間休む)

3クール目　(6日間投与)　6日間休む)

・腫瘍が最大径4〜5センチ、そして脳内に腫瘍が散らばって発症している場合、投与期間、容量を増やします（朝５００cc、夜５００cc)。

◎合計18日間の治療が奨励されます。

1クール目　(6日間投与)

2クール目　(6日間投与)

3クール目　(6日間投与)

・治療中副作用として喉のかわき、痛み、頻脈が発症する場合があります。
・腫瘍が非常に大きく髄膜がん腫症が認められる場合、1クール目終了後、記憶力の低下、鋭い痛みなど発症する症例がありますが、治療終了後全て回復します。

肺がん

・重曹溶液治療法と肺がんの親和性は高く、良好な治療効果が得られます。
・濃度5％の重曹溶液を肘正中皮静脈、尺側皮静脈、掌側指静脈、内頸静脈のいずれかに500cc注入すると、がん細胞の隅々まで溶液を浸透させることができます。

◎合計42日間の治療が奨励されます。

1クール目　(6日間投与　6日間休む)
2クール目　(6日間投与　6日間休む)
3クール目　(6日間投与　6日間休む)
4クール目　(6日間投与)

・通常42日間の治療でがんの縮小、消滅が認められますが、気管内腔に腫瘍が確認される場合追加治療が必要になります。気管支鏡を用いて最低4～5回気管支の局部へ30～50 ccの重曹溶液を浸透させます。
・初回投与後、気管支狭窄、浮腫の症状が改善します。
・重曹治療は奏効率が高いですが、例外があります。重曹溶液注入によりアルカリ濃度が上昇し細菌が発生してしまう場合があります。その際速やかに抗生物質を使用し対処します。
・胸膜、周辺の臓器にまでがん転移が認められる場合、局所的な治療で対処します。

乳がん

・腫瘍が小さい場合、重曹溶液10 cc（濃度5％）を症状を検討しながら局所に皮下注射します。
◎合計10日間の治療が奨励されます。
1クール目　（6日間投与　2日間休む）
2クール目　（2日間投与）
・腫瘍が大きい場合カテーテルを内胸動脈に挿入し、重曹溶液が腫瘍に十分浸透するように注入します（濃度5%、400～500cc）。

◎合計42日間の治療が奨励されます。

1クール目　（6日間投与　6日間休む）
2クール目　（6日間投与　6日間休む）
3クール目　（6日間投与　6日間休む）
4クール目　（6日間投与）

・治療中、多少痛みが伴う場合がありますが、重篤な副作用はありません。
・乳がんの様々な病期に重曹治療は有効であり、短期間でがんの縮小、再発予防ができることから、予後に不安があっても奨励されます。
・転移が認められる場合、高い治療効果を期待することは難しくなりますが、傍腫瘍性症候群の痛みは緩和し、QOL（クオリティ・オブ・ライフ＝生活の質）が向上、改善します。
・患者さんの希望が部分的、全体的な切除である場合、重曹溶液の静脈からの投与、経口摂取の併用が奨励されます。脳、肝臓、骨への遠隔転移を抑制することができます。

皮膚がん

- カンジダ菌は上皮のタンパク成分を栄養分として増殖するため、多くの場合重曹治療法では良い効果が得られません。
- 上皮腫、基底細胞腫、メラノーマの治療は、速やかに真菌に浸透し消滅が可能なヨード液7%が適応されます。
- がんが小さい場合、ヨード液をがんに直接1日150回、3日間塗ります。かさぶたができ、鋭い痛みを感じても塗り続けます。
- 2度目のかさぶたが形成されても、ヨード液を1日150回3日間塗り続けます。この時点でがんは死滅したとみなされます。
- がんが大きい場合、重曹溶液濃度5%を皮下投与します。ヨード液では不可能な基底層に浸潤したがんを消滅させることができます。
- がんが肛門、まぶた、膣、口などの粘膜に発症した場合、重曹溶液5%を皮下投与し真菌のコロニーを消滅させ、治療効果を高めるため真皮にヨード液を塗ります。
- 乾癬の起因菌は真菌であることから同様の治療法を適応することができます。
- 皮膚真菌症、乾癬、がん腫瘍は全て真菌が引き起こす疾患であり、違いは真菌の深達度、悪性度の度合いです。

- 皮膚がんには皮膚軟膏、ローションは殆ど効果がありません。

結論

40年、30年、20年前であれば、多くの人に従来の腫瘍学の素晴らしさ、治療効果を信じてもらえたかもしれません。今日でも腫瘍学は常にメディアによって賞賛されその有効性を謳っていますが、もう誰も巧みな言葉を使って表現された嘘を信じようとはしないでしょう。

多くの人々が経験したであろう親族、友人、知人のがんによる悲しい最期。

患者さんに対し、現在の腫瘍学はがんを克服する治療法、発生原因の答えを何一つもたらしてはくれません。医師の道徳的、倫理的義務として、人々に最も恐れられているがんを根治できる有効な治療法を確立する真摯な取り組みが必要であります。

記述した「がんを引き起こす真菌」の考察、そして数々の症例からもわかるように、「がんは遺伝子の変異で起こる病変」という神話を新たな観点から捉え、真菌説が現時点で唯一、合理的に治癒できる方法だと理解していただけたら幸いです。

現在はまだ、最適な方法で継続的に重曹治療を行うことができません。ですが、治癒率が高いこの療法がこれから最善な医療施設で施行さえされれば論理的に考えても奏効率は飛躍的に向上し、革新的な治療法として何万人もの命を救うことが可能になると確信しています。

しかし残念なことに、世界中の医療代表者はシンプルかつ合理的な重曹治療法を理解しようとしないばかりでなく、医療従事者同士でメディア、政治、経済を利用し妨害をしようとさえします。異なる治療法を唱えたり、研究する人は抑圧されてしまうため、医療機関、政治、そして心から理解をしてくれる人々の援助を必要としています。社会的、経済的利益追及のための治療ではなく、身体的、精神的な苦痛を軽減する治療を切に願う人々の協力によりはじめて現状を打破できるのではないかと改めて考えます。

医師会、企業、そしてスピリチュアルな団体の援助も得られれば、歪んだ体制に打ち勝つことができるようになるでしょう。

そして近い将来「がんは遺伝子の変異が引き起こす」という間違った概念の深い闇に包まれた現世に、篝火ではなく太陽の光のような大きな希望がもたらされるようになるでしょう。

症例

ご紹介する臨床例（多くの臨床例から厳選）は本文で述べた理論に基づいた治療例ですが、ほんの一部であり実験的治療としては十分ではありません。

症例1 肺がん

肺腫瘍を患っていた患者さんはある病院から、ローマにあるInstituto Regina Elena病院に転院し手術を受ける予定でした。

しかし、手術の施行を止め1983年12月末、私の治療を受けられました。

腫瘍の塊、真菌コロニーは私が診断をしたところ、肝臓から発症したものでした。肝機能障害が引き起こされ、右側の片側横隔膜へ進展し、真菌の感染が拡大した状態でした。治療は2つの要素に重点を置きました。

①エロゾールを介して重曹溶液を経口投与し肝臓を解毒

②重曹溶液を静脈内投与し肝臓を解毒

痛みのない、出血を伴わない重曹治療を8か月間施行し、がんは完全に消滅しました。治療を終え1年以上経過してからX線を撮り確認したところ、葉間の分離のみ回復により厚くなっていました。治療後20年経過しましたが、ご健在です。

治療後20年経過してから患者さんが書かれた宣言書です。

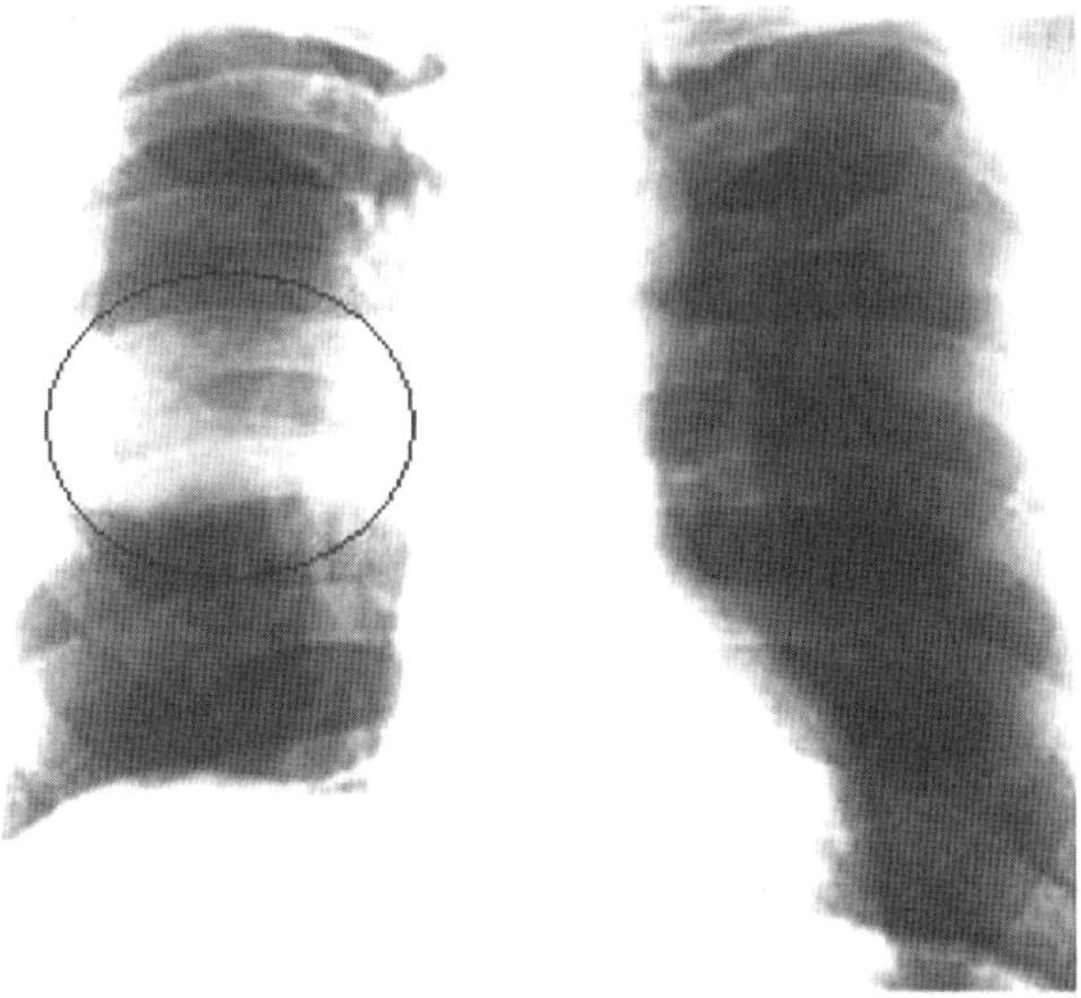

図１　治療前　X線で右肺中部の肋骨の上部、下部が均一に厚くなっていることがわかる。白い部分ががん

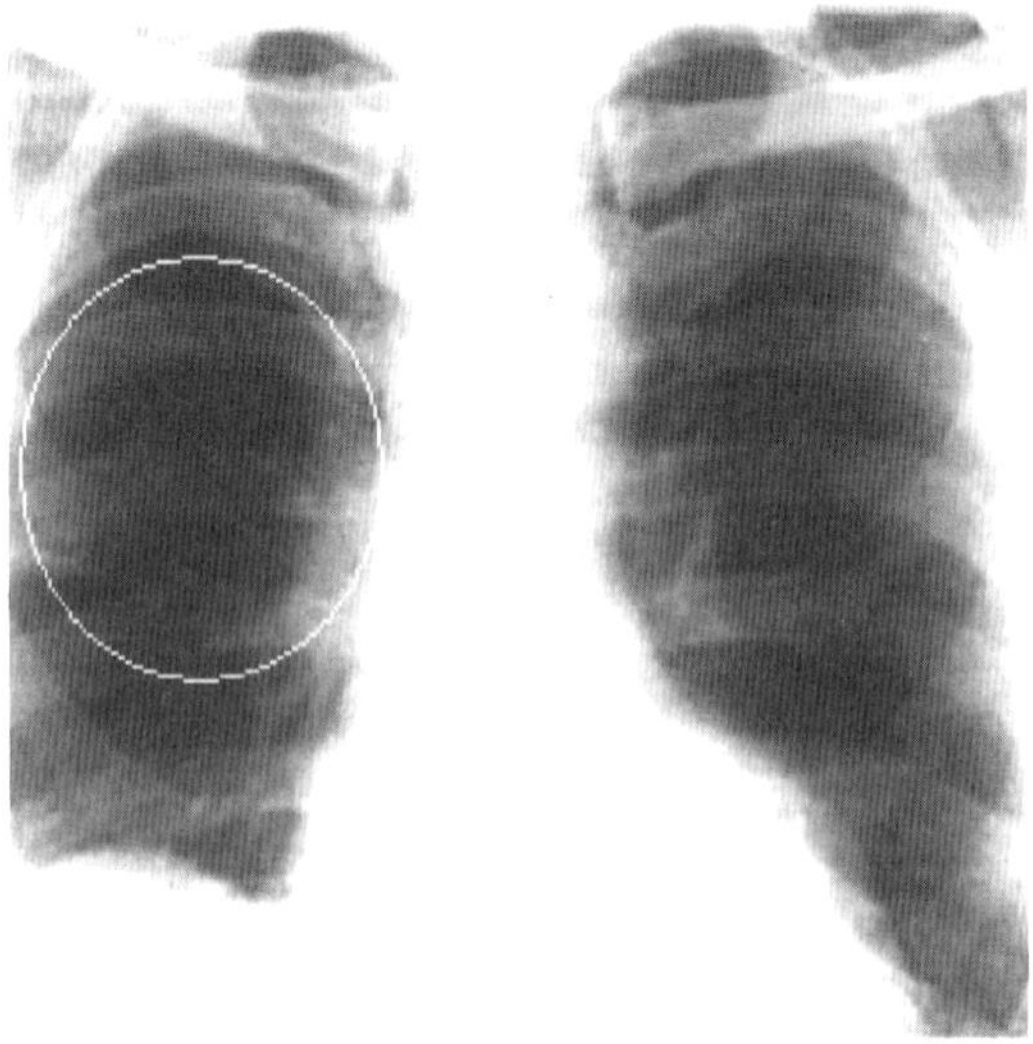

図２　治療後　重曹治療後のX線の写真。白線内のがんの消滅が確認できる

【患者さんによる宣言書】

私はローマに在住し下記の事項を宣言いたします。

1983年、ローマRegina Elenaクリニックで当時助手として勤務されていたシモンチーニ博士に治療をしていただきました。私は肺がんの手術を受ける予定でしたが、やめることを決断いたしました。病院を退院する際、博士が私に重曹治療法の選択肢を教えて下さり、希望するならば重曹溶液を経口、エロゾール、静脈から投与し肺がん治療を施行できると説明して下さいました。博士は試してみる価値があり良好な治療結果を期待することができると教えて下さいました。飾らない真摯な応対に、博士なら私を助けてくださるに違いないと思いました。治療効果は非常によく20年経過しましたが現在今でも健在です。

症例2　肝細胞がん、肺転移

2001年6月、59歳の患者さんは巨大肝腫瘍と転移性両肺多発結節が診断されました。

7月上旬から治療を開始し、重曹溶液5%を右肝動脈へカテーテルを挿入しました。開始後、肺の結節が消失し肝臓の腫瘍も大幅に縮小しました。

その後、数クール重曹溶液を静脈内投与し11月から動脈内投与を行いました。その結果肝腫瘍は6センチから2センチに縮小し、両肺に発症した結節は完全消失しました。

静脈内投与を数クール行い、2002年2月、肝臓のエコトモグラフィーを実施した結果、肝腫瘍は13ミリ×5ミリまで縮小したことが確認されました。2002年6月に超音波検査を行い、がんの消失を確認しました。

症例レポート

2001年6月11日　胸部X線
「両肺に多数の不透明な結節」

2001年6月12日　胸部CT検査
「両肺実質にいくつもの円形状、均一な軟部組織の結節（図3）。肺底区に高濃度の腫瘍形成。肝臓のⅥ＆Ⅶ区域において不均一ながんの増殖」

2001年6月下旬から7月上旬にかけて重曹溶液5％の治療を1週間施行
選択的動脈造影カテーテルを使用し右肝動脈から投与。

2001年7月5日　CT検査
「肺実質、胸膜において腫瘍画像は認められない（図4）。肝腫瘍拡大も認められない。肝臓Ⅶ区域において病変の縮小6×3センチに。2001年6月15日に別の医療機関で行った検査画像と比較

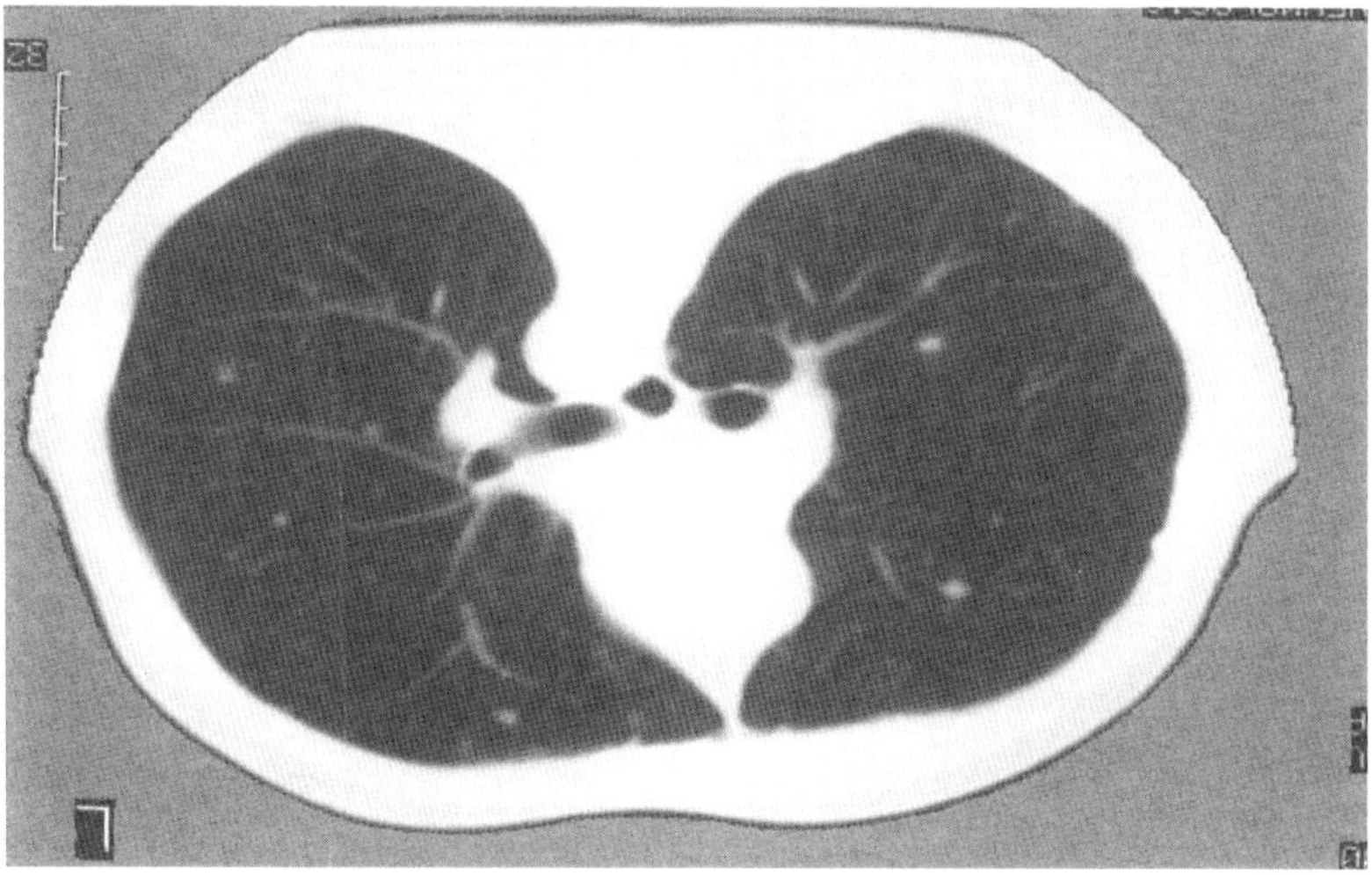

図3　2001年6月12日、治療前

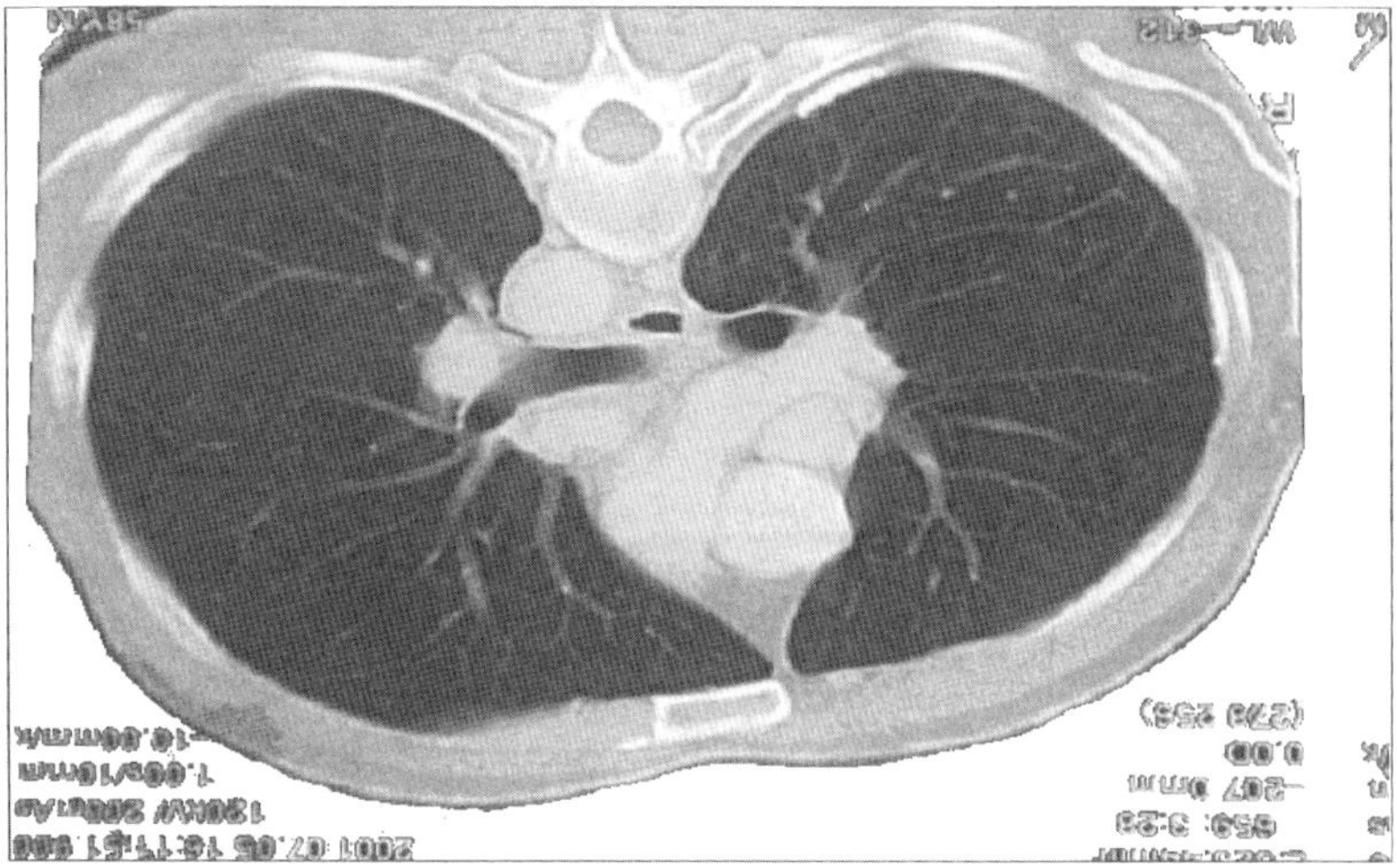

図4　2001年7月実施、初回治療後、転移の減少

し腫瘍は縮小する」

2001年11月5日　胸部と腹部のCT検査

「肝臓Ⅵ&Ⅶ区域において濃度の高い直径2センチほどの腫瘍が局部的に投与前、投与後に認められる。11月行った肺CT検査画像（図5）では5か月前に認められた肺転移が完全に消失。治療開始前2001年6月15日に行われた肝臓CT検査画像（図6）と治療後2001年11月15日に行われた検査画像（図7）を比較すると不均一であった腫瘍が殆ど認められなくなる。

2002年1月16日　エコトモグラフィー

「再生結節に伴い不均一な病変、直径13ミリ×5ミリが右肺内側肺底区S7で認められる」

2002年6月3日　CT検査画像

「内側肺底区S7での低エコー領域は確認されない」

【患者さんによる宣言書】

パレルモ在住、下記の事項を宣言いたします。

2001年6月、私は肺転移を伴う約8センチの肝臓がんと診断されました。現在もですが、

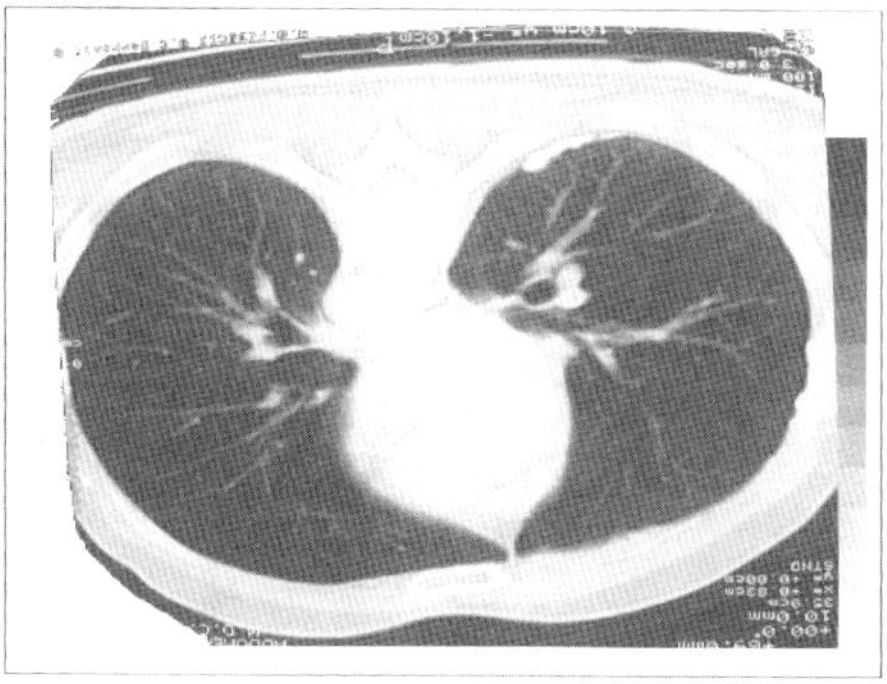

図5

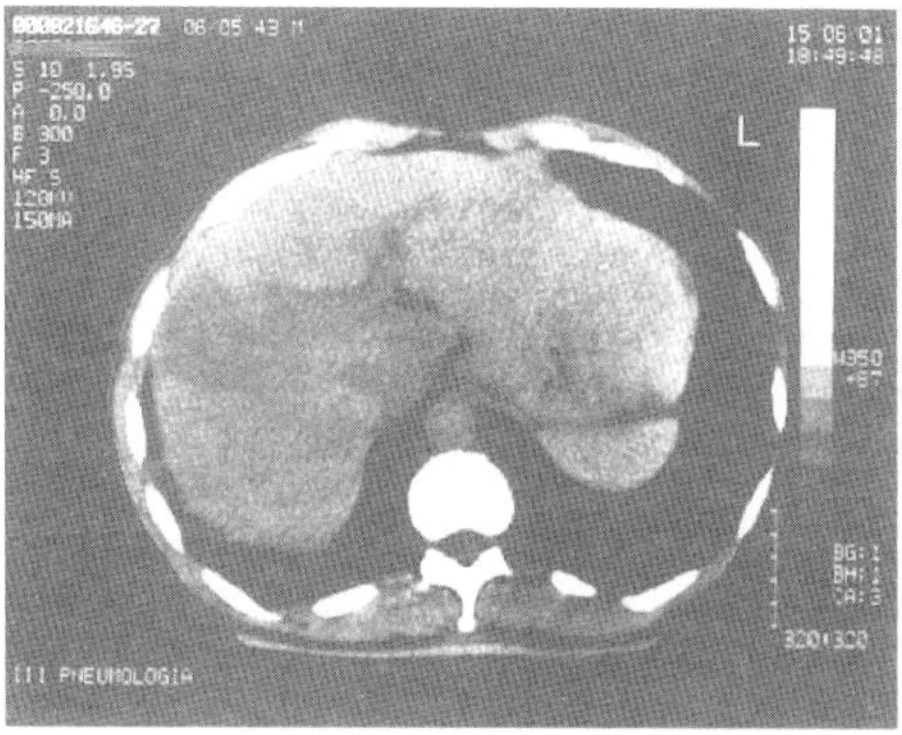
15 06 01
18:49:48
L
III PNEUMOLOGIA

図6

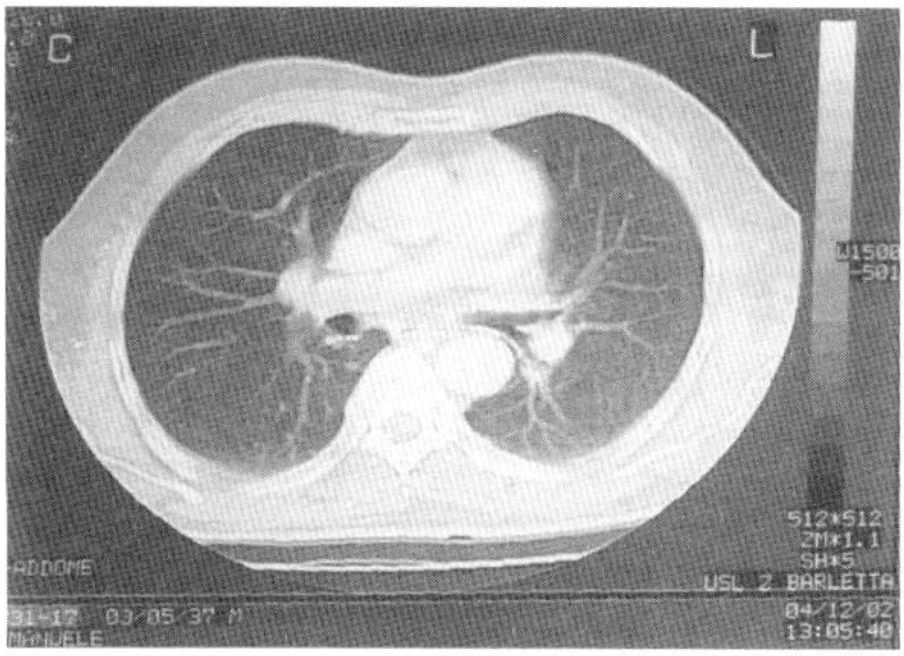
C
L
ADDOME
USL 2 BARLETTA
04/12/02
13:05:40

図7

当時すでにC型肝炎に罹患しておりました。シモンチーニ博士に治療していただくまで、私は病気により暗闇に包まれ、家族も私の病気にどう対処してよいのかわからず非常に苦しみました。

私の主治医（ホメオパシー専門医）はがんを専門とする同僚のフランス人ホメオパシー専門医に私を紹介して下さることになっていました。ところが、フランス人ホメオパシー専門医の連絡先を私の主治医がなくしてしまい、私の息子ダーエレにネットでフランス人専門医の連絡先を検索するように依頼しました。私の息子はネット検索をしましたが、残念なことにフランス人専門医の連絡先を見つけることができませんでした。

偶然幸運なことにA.N.F.E.T.のホームページを見つけ、そこに記載されていたシモンチーニ博士による肝臓がんの症例を読み、私の息子と妻が博士に連絡をし、ローマでの治療予約を取りました。

私の従兄弟が医師であることから、シモンチーニ博士の治療法について専門的な意見を尋ねてみました。すると従兄弟は私の病状に果たして従来とは異なる重曹治療により良好な治療結果があるかはわからないとしつつ（重曹治療の理論、科学的な実証について詳しい知識がなく）しかし、従来の治療法のように苦しみの伴う副作用の強い治療法ではなく、C型肝炎を考慮すると最善の選択ではないかと助言をしてくれました。

従兄弟の助言を受け家族は私にローマへ行くことを後押しするために、肝臓や肩の痛みを緩和させる専門医にまず会うようにと話をまとめました。

ローマへ行くと、なんとシモンチーニ博士が私を待っていらっしゃいました。約15か月後には肝臓がんは肺がん転移と共に消失しました。肺がんは1クールを終えた時点で消失しました。

重曹溶液を直接肝動脈そして肺動脈へ挿入し2クール治療を行いました。併せて重曹溶液の静脈投与、そして経口投与も行いました。

シモンチーニ博士は治療開始してから重曹治療による回復の保証を一切なさいませんでした。しかしがんは真菌であり我慢強く意思をもって治療に臨めば良い治療結果を得られると話して下さいました。

がんの進展を抑制することを第一の目標としました。すると少しずつがんは退行してゆきました。

私と同様のがんを患っている方々が、重曹治療法を受けることが実現するよう心から願います。そしてシモンチーニ博士の素晴らしい発見が世界中の人々に伝わり受け入れられることを切に願います。

2002年10月31日　パレルモ在住

症例3　胆管がん手術後の転移性肝臓がん

２００２年５月上旬、10センチ大ほどの肝臓がんを患い、著しく衰弱した患者さんが治療に来られました。胆管がん手術、化学療法11クールを施行後、転移性肝臓がんは10センチにまで成長。良好な治療効果が認められず治療は中断していました。

重曹溶液５％を肝動脈へ１日４００~５００cc、６日間カテーテルを用い投与しました。投与開始直後に治療効果が認められ、容態も回復しました。

継続して重曹溶液を動脈内へ投与し、経口投与も交互に行いました。数か月後には肝臓がんの縮小、消失が確認されました。

症例4　ユーイング肉腫

１９９９年10月、９歳の小児が右上腕骨のユーイング肉腫と診断され入院しました。２０００年２月２日に手術が行われるまで、化学療法数クールをすでに受けていました。手術では上腕骨の肉腫が切除され人工骨は２つのスプリントそして９つのネジにより固定され再建が行われました。

２０００年２月21日に組織学的診断が行われユーイング肉腫PNETと診断されました。その後化学療法が数クール施行されました。

２０００年10月９日に超音波検査が行われ「不均一な上腕骨が認められる」と診断。

さらに「右上腕ユーイング肉腫によるスプリントの再吸収」と診断され２００１年１月29日に入院しました。

２００１年２月12日、２回目の手術が行われ新しい人工骨はスプリントとネジにより固定され再建されました。再発が確認されたことから肉腫は切除されました。

２００１年５月７日に施行された超音波検査で新たに右上腕に３つの肉腫が確認されました。

1　60×30×40ミリ
2　24×18×20ミリ
3　44×31×32ミリ

２００１年６月小児の父親が重曹治療に切り替えることを決断。

右鎖骨下動脈内へカテーテルを挿入し（溶液５％ ５００cc）、直接肉腫に溶液が浸透するように投与しました。

【症例レポート】

２００1年7月2日　ＣＴ検査

「術後、上腕骨の金属製接合による局部組織の腫脹は確認されません」

２００1年7月9日　超音波検査

「検査結果から右腕上部約３分の１と腕の内側の肉腫は完全に消失。しかし腕前方の側面下部約３分の１では拡張型骨肉腫が確認される」

２００1年7月11日　ＰＥＴ検査

「右腕前方内側、中間から下部約３分の１で拡張型骨肉腫が認められる」

２００1年9月10日　超音波検査

「超音波検査の結果、腕の上位の約３分の１そして中部の領域で肉腫の消失が確認される。中部約３分の１の先端で（前方の側面）拡張型骨肉腫が確認される。しかし２００１年７月９日の検査結果と比べ肉腫は約50％縮小する」

【結論】

２００１年５月７日に実施した超音波検査で描出された３つの肉腫は重曹治療後２つは消失し残り１つは縮小しました。

２００１年９月10日　超音波検査結果

「a＝6.5cm　b＝4.4cm　c＝2.4cm　1.5cmに縮小」

原因は９月10日に行われた超音波検査で確認できますが、瘢痕の可能性があります。

症例５　子宮頸がん、末期

63歳の患者さんは、子宮頸がんの治療を受けている病院から余命１か月と宣告されます。

２００２年10月中旬、患者さんの親族から連絡を受けました。

２００２年10月21日付けの退院証明書

「ZGさん（臨床ファイル２００２）は２００２年９月29日入院／２００２年10月１日退院。子宮頸がん末期状態、不正子宮出血、嘔吐が認められる。超高熱の対処法として輸液療法、静脈内抗生物質投与、局所的膣の治療を行う。緩和化学療法を拒否。在宅介護、腎炎の定期検査を開始。同封の検査結果をご参照ください」

私は末期がんの患者さんを治療する難しさを長い時間をかけて、ご親族に説明しました。重曹治療の有効性がないのではなく、患者さんには多くの抑制不可能な因子が存在することを強調しました。

初回治療では、最も大きい腫瘍のみ治療が可能であり、治療効果を見極めてから腸腰筋に確認される腫瘍、次に肝臓がんを治療すると説明しました。説明を受け、ご親族は重曹治療を行うことに同意されました。

腹部にまで広がったがんは子宮頸部から腐まで覆うように確認され、進行度が高く直腸と子宮にまで浸潤、圧迫していたことから腎ろうを2つ造設する必要がありました。巨大腫瘍のため、放射線治療医は緩和放射線療法を推奨しませんでした。

持続する発熱、著しい体重の減少、強い痛みが発症し鎮痛剤を使用しました。同僚の放射線治療医と共に訪問診療をし、早急に壊死組織排出のためカテーテルの穿刺を決めました。次に真菌のコロニーを死滅させるため重曹溶液5％を投与し、瘢痕が形成されることを願いました。並行して膣からの重曹溶液治療も開始しました。

約2週間後、少量の重曹溶液しか投与することができませんでした。

これはがんの塊が大幅に縮小したことを意味し、2002年11月15日に行った腎盂造影からも裏付けられました。

「尿道括約筋の収縮により造影剤が迅速に膀胱へ到達しました」

排尿機能回復を意味します。

２００２年11月29日にＣＴ検査が行われ腹部の腫瘍縮小が認められました。

病状の順調な回復から、真菌のコロニーを可能な限り死滅させるため重曹溶液の投与増量を決定しました。

カテーテルの挿入を2箇所から行う方針に決め、まず重曹溶液を腹腔から小骨盤の底部にまで浸透するように投与し、次に直腸と子宮腫瘍へ浸透するように内腸骨動脈内へ投与しました。

ダブルジェイステント造設が行われ採尿容器を設置しました。

２００３年２月の臨床症状

２００２年11月に余命１か月の宣告を受けましたが、一人で何百キロもの列車旅行を楽しめるまで回復しました。

がんは大幅に縮小。痛みも軽減し、体重も増加しました。

【患者さんの親族の宣言書】

Busto Arsizio在住、シモンチーニ博士の患者の義理の姉、兄として下記の事項を宣言いたします。

２００2年9月上旬から現在までの病状を詳しく記述いたします。

義姉は昨年の9月12日Azienda Ospedaliera病院の婦人科へ緊急入院いたしました。

腹部ＣＴ検査や適切な診断により子宮がんと判明しました。腫瘍が非常に大きく尿路と腸の双方を圧迫し、腸閉塞と尿閉を発症していました。

尿閉に対しダブルジェイステントが留置され、腸閉塞の対処法として浣腸が数回行われました。主治医はＣＴ検査結果から卒直な病状の説明をし、子宮がんは非常に大きく広がっているため手術は不可能であり回復の望みはないとおっしゃいました。残された選択肢は放射線療法もしくは化学療法となり、がんを縮小できれば腫瘍切除も考えられるが、その望みもほぼゼロに等しいとのご説明でした。

数日後、専門家による組織学的検査結果と、放射線療法、化学療法の副作用についての説明がありました。すでに義姉の体重は32キロにまで激減し、衰弱しきった身体に施せる治療法は残されていないとの説明でした。

主治医は化学療法を施行すれば、数週間延命が可能かもしれないとしつつ、数か月の延命ではなく、9月中旬の時点で平均余命は2か月と宣告されました。

しかし、私たちは万が一、化学療法の治療効果が表れれば、クリスマスまで生存できるかもしれないと望みを持ちました。

その時点で義姉は動けなかったため、代理として私たち署名者が全ての臨床書類を持ちCentroTumoriへ専門医の説明を伺いに行きました。

CT検査結果から医師はがんは発症してから最低5年以上経過し、Busto Arsizio病院の医師の診断に同意するとおっしゃいました。

少しでも痛みを緩和させるために（腸閉塞、尿閉、嘔吐が予見されたため）従来の治療法は推奨されず、痛みを和らげる緩和ケアが提案されました。

Centro Tumoriの専門医からの説明を受けた後、Busto Arsizio病院の主治医は入院しても治療効果が望めないと診断をし、義姉を退院させました。

ところが、急に病状が悪化し再度入院が必要となりました。入院手続き中、兄が最後の望みをかけて、必死に代替医療を探しました。するとシモンチーニ博士を知っている知人に巡り合い、重曹治療法について知りました。即博士にご連絡をし、義姉の病状を詳しく説明しました。すると博士は重曹治療による回復の可能性を示唆し、新しい治療法を十分に納得した上で、私たち親族そして義姉の同意を即答しました（義姉は幾度も医師や私たちに外科的手術、放射線療法、化学療法を受ける意思はないと申していました）。

病状は悪化する一方でしたので病院側も義姉を引き止める理由がなく（腹部は妊娠したよ

うに腫れていました）、義姉は緩和ケアサービスに委託され、心理的に在宅療養し余生を過ごすことが最善と判断されました。

２００２年10月21日義姉はBusto Arsizio病院から退院し、10月25日シモンチーニ博士が訪問診療をなさいました。ＣＴ検査画像からすぐに巨大ながんと腹部の異常な体液の治療が不可欠であると診断なさり、約1リットルもの腐敗した体液が抜かれました。がんの上部に膿瘍が形成されその膿瘍が巨大ながんの原因であったと、高い体温からも裏付けられました。

治療後、失神に見舞われましたが、次第に回復しました。腐敗した体液と共にがんも排出され、一定量の重曹溶液が長期留置カテーテルから投与されました。博士は治療手順の指示を慎重に行い、治療効果の期待は尚早であり病期のすでに高いがん、そして不均一な反応など様々な因子が相互作用してるため、どのような反応が得られるか数日間待つ必要があると説明しました。

博士は統計的に、治療開始直後から重曹治療の治療効果が表れているのであれば治療効果は持続し、3～4か月間、症例によってはそれより短期間で病状は回復する。しかし、治療開始直後から治療効果が認められないのであれば、治療効果は表れないと説明をなさいました。

余命宣告は死刑宣告と同様でしたので、回復の期待を抱くことが可能となり新しい治療法の試みで失うものは何もありませんでした。

腹部のカテーテルが腎ろう造設装置へ接続され感染症の危険が高まり、博士は抗生物質製剤バイアルを5本筋肉内に注射、がんを抑制するために膣の灌水として重曹溶液を処方なさいました。不明瞭な点が残らないように説明をなさり、また後日コンタクトも可能であると述べ博士はローマへ戻られました。

後日、病状は次第に改善し主治医の訪問診療でも確認されました。日増しに回復し熱も下がり、抗生物質も必要がなくなり博士の処方のみになりました。排尿、排泄も正常に戻りました。がんによる尿道と腸への圧迫が減少し、1か月後Busto Arsizio病院で行われたCT検査からも認められ、がんの大幅な縮小も確認されました。

がんが縮小したことで、Busto Arsizio病院の医師から再度化学療法を受けるように提案されましたが、勿論お断りしました。

シモンチーニ博士は非常に良好な治療結果が得られたことで、義姉の意思を尊重するがん抑制に焦点を絞った治療方針を提案し義姉、親族全員が同意しました。

２００２年12月14日、義姉はローマを訪れシモンチーニ博士の診療を受け動脈、腹部にカテーテルが挿入されました。現在も継続して治療が行われています。２度目の診療でダブルジェイステントが留置されましたが、クリスマス休暇後、腎ろう造設が外され尿道から排尿ができるようになりました。

最後の診療を経て、義姉の生活の質は大幅に改善されました。自分で歩行や運転ができるようになり、心が明るくなりました。義姉はシモンチーニ博士の治療法を知人や友人に積極的に広め支持をしています。

義姉の命を救ってくれたシモンチーニ博士に対する司法捜査のニュースは、私たちをひどく驚かせました。

病院の医師は偽善者であり人殺しです。医療器具を用いた治療法から利益を得ようとしています。一方、シモンチーニ博士の理論により義姉の命は救われ、絶望の悲しみから希望と信頼、そして喜びがもたらされました。どうしてシモンチーニ博士が詐欺師と呼ばれるのでしょうか。

がんは恐ろしい病であり義姉を苦しめました。しかし義姉に最善を尽くし、命を救ってくれた博士がどうして殺人者と扱われるのでしょうか。

上記の内容を確認し、さらなる心理的ストレスや衝撃を与えないために義姉が直接関与しないことを明言し署名いたします。

２００３年２月９日　Busto Arsizio在住　（身分証明書のコピーを同封いたします）

病状の回復は２００３年６月に行われたＣＴ検査結果からも確認されました。

主腫瘍の縮小は認められましたが、治療が施されなかった肝臓と腸腰筋に病変が発症、がんの進行は早く２００３年12月にお亡くなりになりました。

症例6 肝臓がん

この症例は最終的に治療効果が得られませんでした。

しかし、重曹溶液5％を投与し腫瘍は劇的に縮小しました。

72歳の男性患者さんはHCV抗体陽性（C型肝炎を患っていました）、肝臓がん120ミリ×115ミリ×105ミリと診断されました。

2001年1月16日　超音波検査結果

2001年3月7日から3月10日まで重曹溶液5％を肝動脈内へ直接投与しました。

2つの肝動脈

およそ1か月後、がんは30ミリ×15ミリまで縮小しました。

その後CT検査が行われ、がんの消失が確認されましたが、数か月後、肝炎により骨盤腔内に体液が貯留。そのため患者さんはお亡くなりになりました。

症例7　腹膜がん腫、子宮内膜腺がん

１９９８年12月、62歳の女性の患者さんは子宮内膜腺がんの手術を受けました。術後、数クールの放射線治療、抗ホルモン療法を行いました。

がんにより腹膜が次第に厚くなりリンパ節への転移も確認され、２００２年６月３日にタモキシフェン１２５UI/ml（v.n. 0-35）投与の治療を行いましたが、卵巣がんの腫瘍マーカーＣＡの数値が上昇しました。

臨床的な知見から患者さんの容態は悪化し、疲労、全身のむくみ、鼓腸、不規則な排泄、倦怠感、血圧の変動などの症状が表れました。

２００２年７月、10月に腹腔内そして静脈内へカテーテルを挿入し交互に重曹溶液５％（４００～５００cc）を投与しました。

患者さんは順調に回復し正常な健康状態に戻りました。２００３年３月、卵巣がんの腫瘍マーカーＣＡ数値は減少し、49・70 U/mlにまで改善。２００３年６月も数値減少が確認されました。

２００３年６月、最後のＣＴ検査が行われ、前年度と比較し腹膜がんの縮小そしてリンパ節の転移も認められませんでした。

【患者さんの宣言書】

１９９８年12月18日、私は子宮内膜腺がんの手術を受けました。

１９９８年２〜３月、29回の放射線療法を受け、２０００年の年末に行った定期検査では卵巣Ag Caが認められました。ＣＴ検査によりリンパ節内のがん細胞が確認され、腫瘍科からタモキシフェン治療を推奨されましたが断り、その後シモンチーニ博士の重曹治療法を選択しました。

２００２年７月20日、Roberto Gandini博士が腹腔内へカテーテルを挿入し、重曹溶液５％を投与する治療を開始しました。

２００２年９月６日に行ったＣＴ検査では、２００２年３月に行った検査結果と比較し、腹膜がんは消失し病状が安定しました。

私がシモンチーニ博士に気分がとても優れるとお伝えすると『私は保証ができず何も言えませんが、検査結果が全てを語ってくれます。神様がきっと助けてくださります。様子をみましょう』とおっしゃいました。

10月５日シモンチーニ博士の診療と、前回ＣＴ検査をして下さった放射線治療医とRoberto Gandini博士の診療により内部膿瘍の形成から良好な治療結果が得られていないと説明がありました。

新たなカテーテル挿入が奨励され２００２年10月16日にClasser博士によりカテーテルの治療が開始されました。

それ以降、重曹溶液療法を定期的に行いました。様々な血液検査結果から毎回数値の改善が認められました。

卵巣がんの腫瘍マーカーは２００２年６月１２５AgCaでしたが、２００３年３月７日の検査結果では49・70にまで改善しました。

２００２年12月に行ったＣＴ検査と２００２年５月に行った検査結果は変化がありませんでした。

改めて強調したいのは臨床的知見から病状は大幅に回復したことです。腸と肝臓の痛みはなくなり血圧は正常値に回復し、かかと、全身のむくみもなくなりました。

保守的なシモンチーニ博士からがんを完全に消失させるにはさらに治療を続けることが不可欠であると説明があり、私もそのことは十分に納得しております。良好な検査結果から、治療の継続によりがんを完全に克服できる望みがあると思えるようになりました。

私は心から、シモンチーニ博士が個人のクリニックで１人でも多くのがん患者さんを救うことができますようにと願います。

神さまが命を助けてくださったこと、そしてシモンチーニ博士が神の僕であることに深く感謝をいたします。

M.T.B.

症例8 膀胱がん再発、腎臓転移による腎摘出術

患者さんの病歴は、1996年6月に診断されたポリープ直径28ミリ×21ミリに始まります。以後、年に2回の定期検診が行われ、継続的な内視鏡膀胱腫瘍切除術、マイトマイシン、BCGの点滴投与が数クール行われました。

がんは増殖を続け2001年2月、骨盤内腎臓がんにより左腎臓が摘出されました。膀胱内注入療法が再度提案されましたが、2001年5月、治療に耐えられず中断されました。

この時点で従来の治療法に対する不信感が募り、フィレンツェ在住のホメオパシー医師からカンジダに有効な新しい治療法を推奨されました。

15か月に渡る重曹溶液5%を用いた「膀胱洗浄」と経口からの重曹溶液投与を継続的なサイクルで行いました。痛みを伴う点滴は施行しませんでした。

検査結果からがんは確認されず、回復により腎臓の痛みの恐怖から解放され苦しみが激減しました。

2002年9月18日に膀胱鏡検査が行われ、前回の腎摘出術も考慮されましたが、「病変は確認されない」と結果が出ました。

【患者さんの娘さんによる宣言書】

Manerbioに在住、署名者である私は父とシモンチーニ博士に関する個人的な経験について下記に宣言します。

私の意思で2001年5月、シモンチーニ博士に連絡をいたしました。父は2001年2月腎摘出術を受けました。1996年6月以来父は膀胱がんを患い膀胱内化学療法を何度も施行し、膀胱がん再発のため膀胱腫瘍切除術を行いました。

術後、再度化学療法が推奨されましたが、7度目の施行は耐えられず父は自主的に断りました。記録にも記載されています。

化学療法は肉体的に限界があり、治療は常に期待を裏切る結果でしたので、肉体的、精神的なストレス、苦しみにさらされていました。

そこで私は父に新しい、代替的なホメオパシー療法を提案しました。

2001年9月からシモンチーニ博士により定期的に膀胱内へ重曹溶液を投与する治療が開始されました。私の特別な依頼にもかかわらず、博士は自宅に訪問診療をして下さいました。肉体的、精神的な苦痛を伴わない心安らぐ状態で診療が行われ父は非常に喜びました。

以来、博士と緊密に電話でコンタクトを取り、父の病状、治療の進行状況、膀胱内重曹溶液投与後の検査結果などをお伝えしました。

初回訪問診療費を除き博士からの特別な請求は一切ありませんでした。前述の検査、内視鏡検査は全て父が膀胱がんを発症してから治療を受けた市立病院の膀胱科で定期的に予約をした上で、外来もしくは入院により行われたことを強調したいと思います。

シモンチーニ博士は治療開始以来、常に治療方法、手順、情報に関し明確、透明性、正確に説明をなさいました。治療は病状の経過と共に変化し食事療法に焦点が当てられたり膀胱内への重曹溶液投与を集中的に行われたりしました。重曹溶液は薬局で購入ができることから自宅で投与が可能であり、私が看護師のように自らカテーテルを挿入できるとお伝えしていたことから、入院する必要がありませんでした。

博士は日常生活が送れるよう父を励まし、膀胱がんであると告知をしないで欲しいとの私の願いを聞き入れ、心理的な打撃を軽減する配慮をして下さった慈愛に満ちた思いやりに改めて感謝を述べたいと思います。

定期的な内視鏡検査から膀胱がんの再発、がんの増殖が認められなくなり1年半が経過しました。化学療法を施行する必要がなくなり、父は精神的、肉体的に回復し非常に穏やかな状態になりました。

上記は父の病気に関する証言であり、シモンチーニ博士の専門家としての正しい行動、重曹治療の有益な治療効果を証明いたします。

２００３年2月14日　Manerbio在住

症例9　非ホジキンリンパ腫

患者さんは外側頸リンパ腫によるリンパ節腫脹を患っていました。生体より採取された組織学的検査から非ホジキンリンパ腫と診断されました。

11月から重曹溶液治療が開始されました。

腹腔内に５００ccの重曹溶液5％が週に2回、２か月間投与されました。さらに５００ccの重曹溶液を2日投与し2日間休むサイクルを2か月間静脈内投与しました。

２０００年8月29日、２０００年12月1日、そして２００1年2月27日にCT検査を行い腫瘍の大幅な縮小が認められました。

最後に行われたCT検査結果内容です。

「巨大なリンパ節腫脹ではなくわずかな線状の円が描出されるのみです（瘢痕性であると推定できます）」

症例10　前立腺がん

２００2年6月、80歳の患者さんは会陰生検により前立腺がんと診断されました。外科的手術ではなくホルモン療法を治療法として選択しましたが、治療開始直後アレルギー反応を起こし急遽治療は中断されました。

２００３年５月、治療法として選択的動脈造影から重曹溶液５％を投与するのではなく、尿道カテーテルを使用し静脈内へ投与することを推奨しました。患者さんの臨床症状は安定していたことから良好な治療効果が期待できると考えました。

１か月後に超音波検査を行い悪性腫瘍は確認されませんでした。

症例11　肝臓がん

70歳の患者さんは肝臓がんと診断されアブレーション治療（ラジオ波）により肝臓左葉４番区域に発症した腫瘍の治療を行いました。その後、右葉８番区域に3センチほどの新しい腫瘍、そして右葉5番と6番区域の間にも腫瘍が確認されました。アブレーション治療後病変は進行し、患者さんは従来の治療法に疑念が募り重曹治療法を選択されました。

カテーテルを肝動脈へ挿入し重曹溶液５％を投与したところ、およそ20日後のCT検査で主腫瘍は確認されず、アブレーション治療の瘢痕のみ確認されました。

２００２年2月19日にCT検査が行われ、がん結節の消失が確認されました。

上述は患者さんご自身の宣言書からも確認ができます。

【患者さんによる宣言書】

私は下記の事項を宣言し署名いたします。

肝がんを患い私はシモンチーニ博士に助けを求めました。標準治療を受けましたが１つであったがんは２つにまで増殖しました。息子の助言もあり、その時点でシモンチーニ博士の治療法を選択する決断をいたしました。

重曹溶液５％を肝臓に直接投与する治療を数クール行い、さらに重曹溶液の静脈内投与、経口投与も行いました。

博士は回復の保証はいたしませんでしたが、手応えのある治療結果から希望を与えて下さいました。そして1年間過剰な期待をせず、治療に専念することが最善であると助言をなさいました。

２００２年7月、最後のＣＴ検査を行いました。結果から1年でがんが消失したことが確認でき、描像には博士の治療を受ける前に行ったアブレーション治療の瘢痕のみ認められました。重曹治療から副作用で苦しむことはありませんでした。

２００２年10月１日　ローマ在住

症例12　肝臓がん、肺転移

65歳の患者さんは肝臓がんを発症し、腫瘍が非常に大きかったことから肺に転移をしました（図10）。心臓カテーテルを肺動脈、肝動脈内へ挿入し５００ccの重曹溶液５%を８日間投与しました。

７月肝臓の腫瘍は10センチほどの大きさでしたが（図８）、継続して数か月間、静脈内投与、経口投与を行いました。

２００２年12月４日にＣＴ検査を行い肝臓の腫瘍が７センチにまで縮小（図９）、そして肺に転移した腫瘍はほぼ完全に消失したことが認められました（図11）。

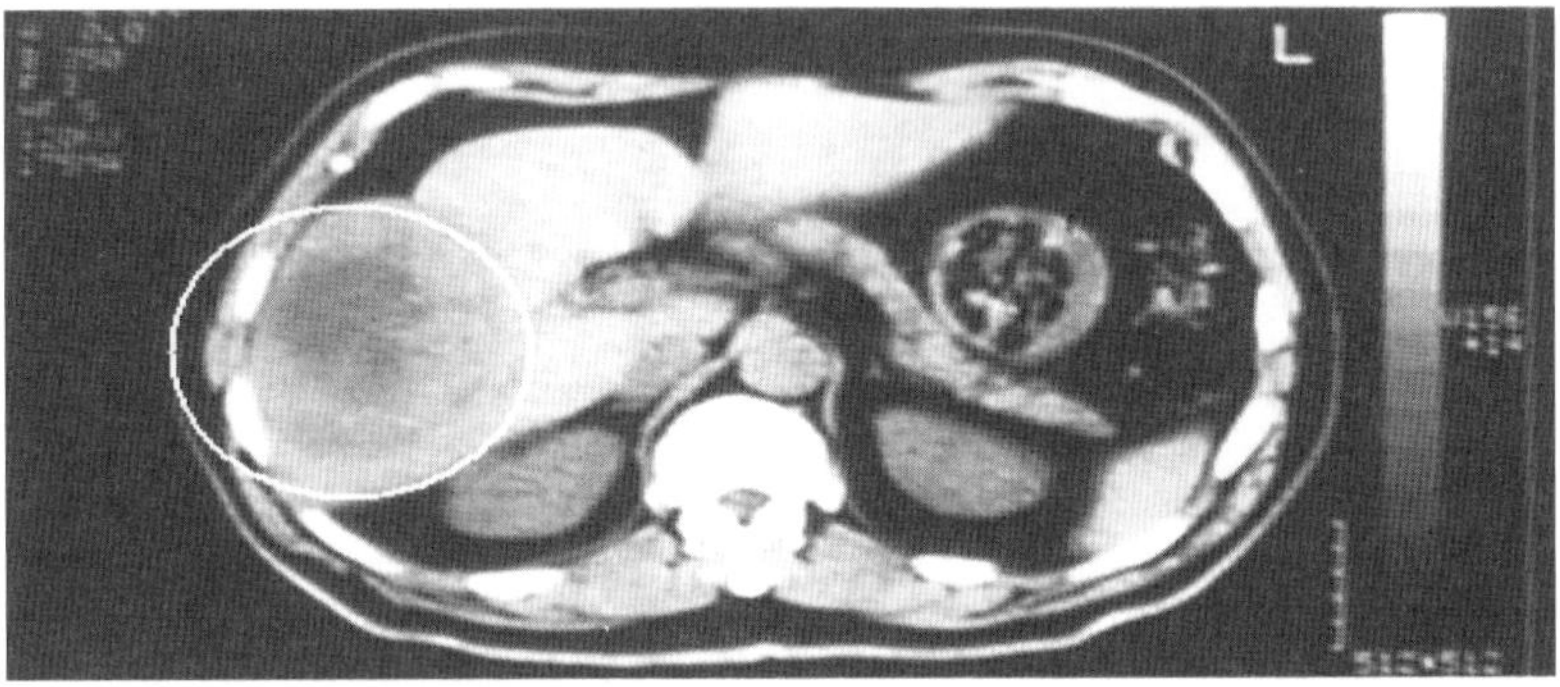

図8　肝臓CT検査画像　2002年7月23日、治療前

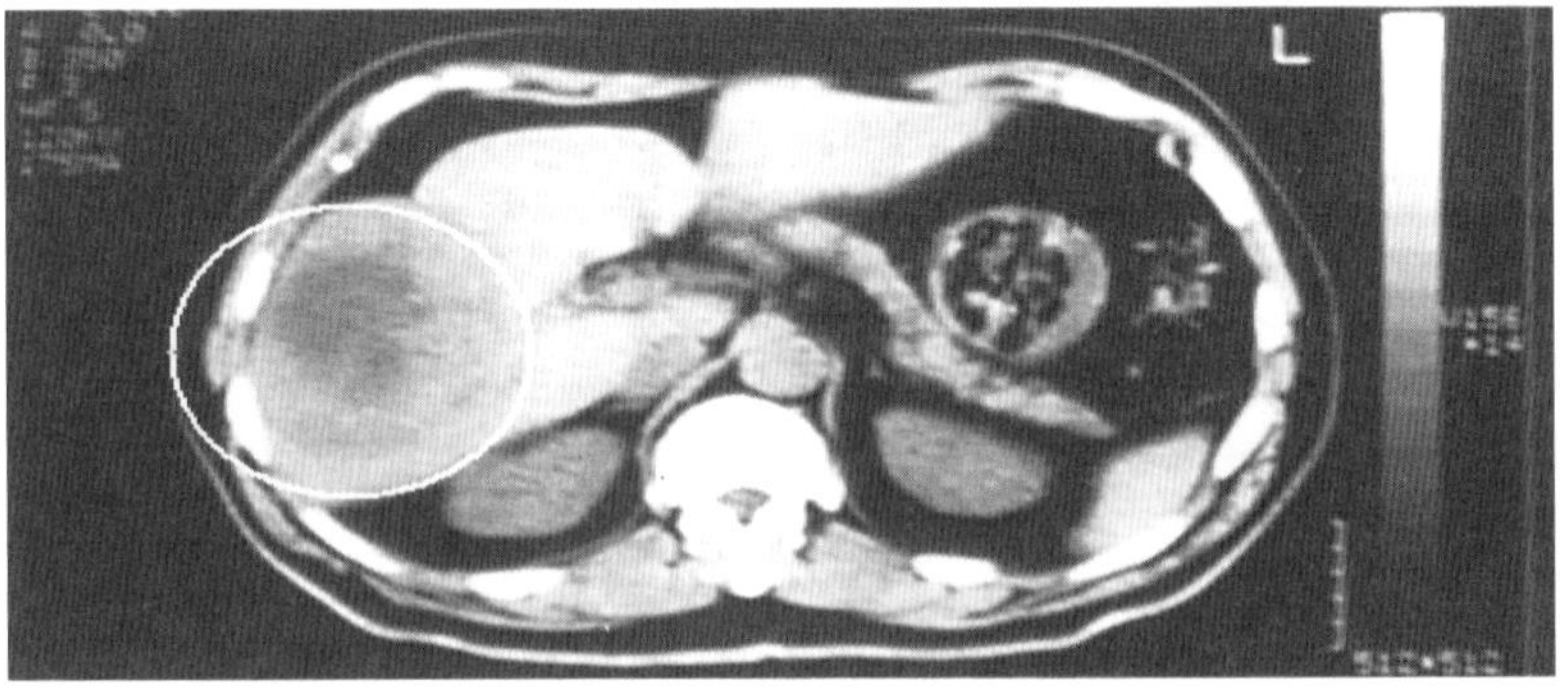

図9　肝臓CT検査画像　2002年12月4日、治療開始後

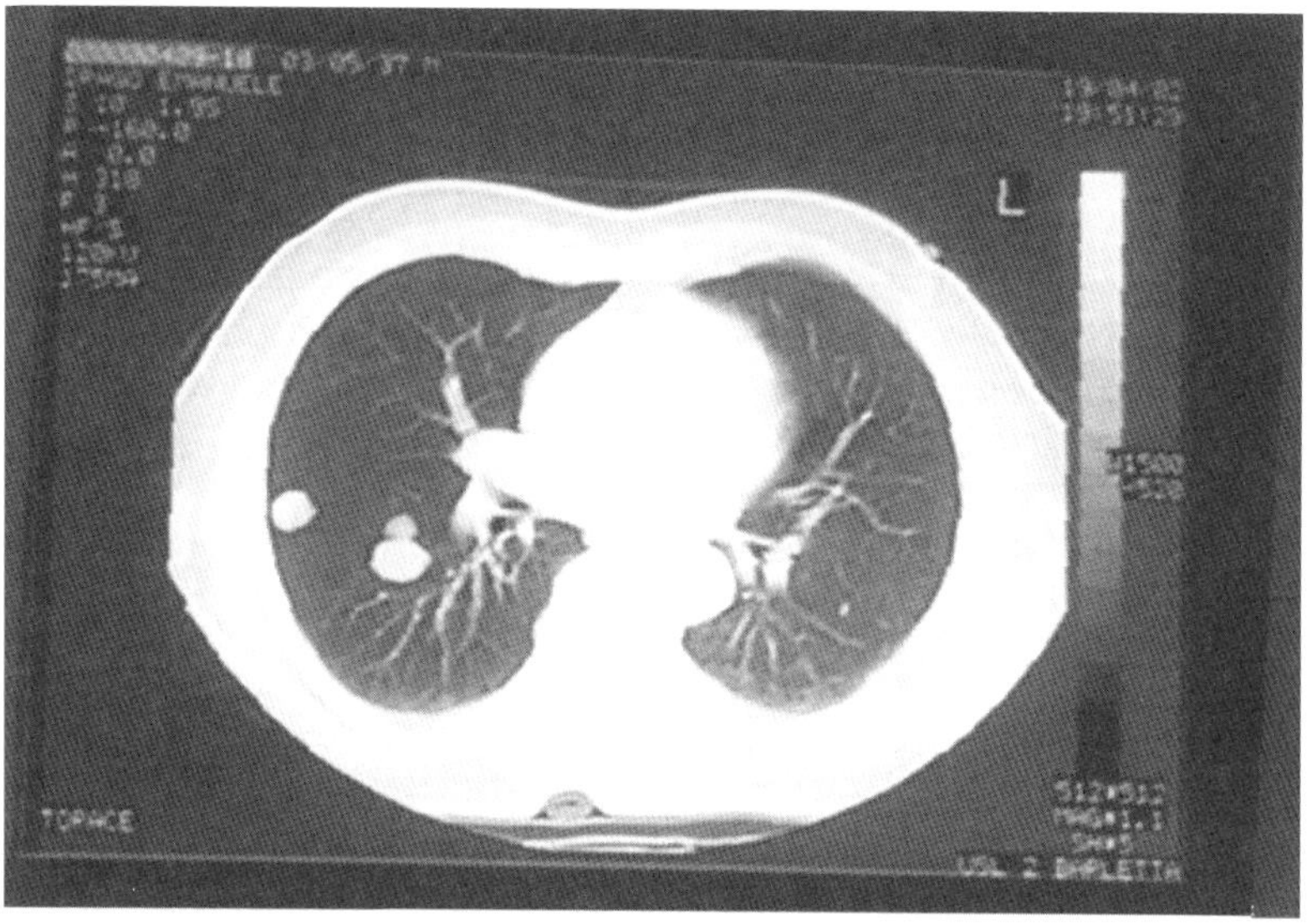

図10　肺CT検査画像　2002年4月19日、治療前

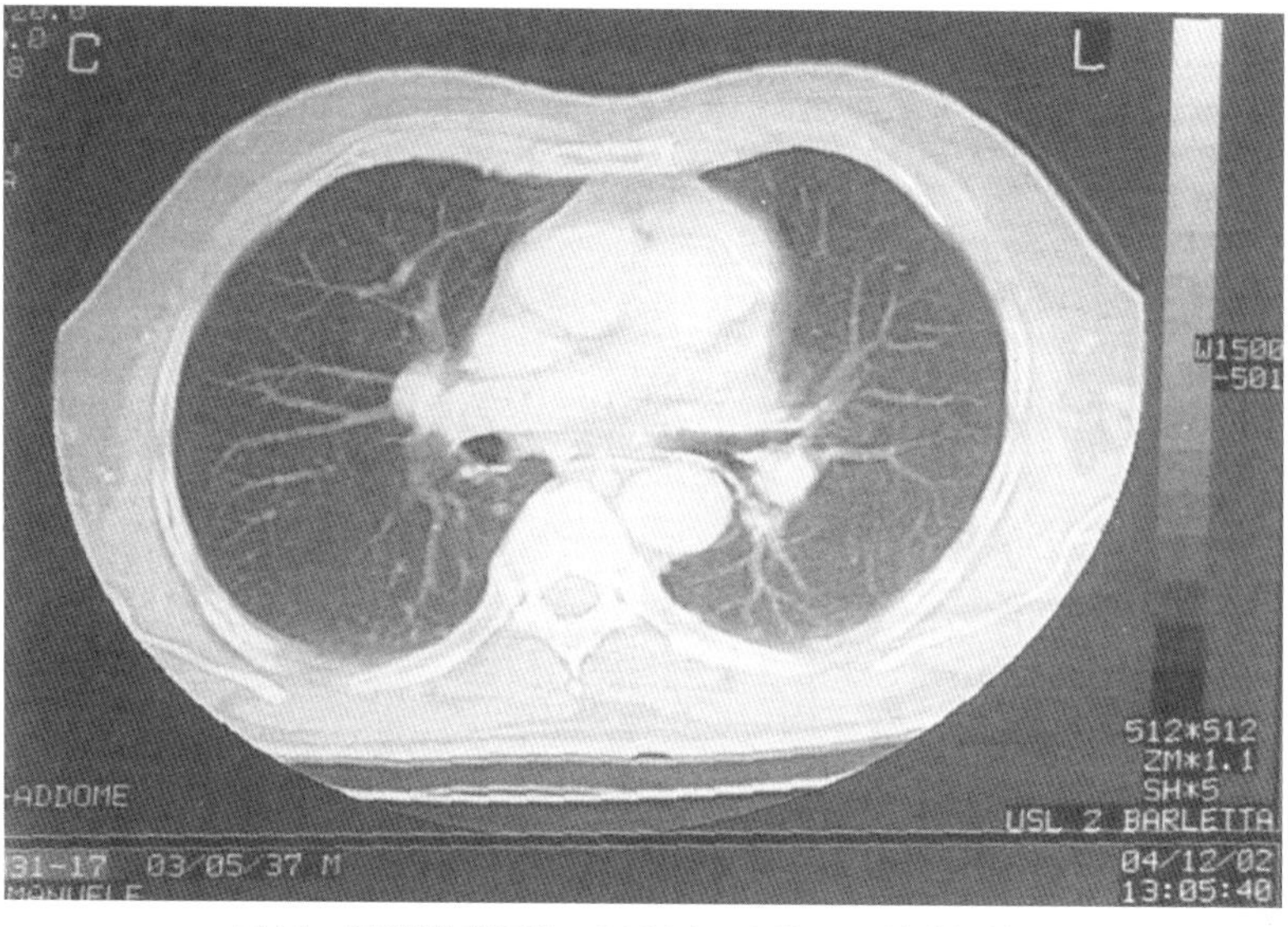

図11　肺CT検査画像　2002年12月4日、治療開始後

症例13　悪性黒色腫の脳転移

45歳の女性患者さんはおよそ1年半前、左脚に発症し黒色腫の外科的手術を受けました。その後、肺の左上葉に転移し手術を受けました。

２０００年12月に化学療法が数回施行されましたが、脳に多数の腫瘍転移が確認されました。再度化学療法が行われましたが、腫瘍は拡大し結腸、副腎に転移が認められました。

２００1年3月から重曹治療を開始し、静脈内へ重曹溶液を投与しました。その結果、転移部位の腫瘍拡大を抑制することができました。この結果から、さらに積極的な治療方針に切りかえ、選択的動脈造影法を使用し、腫瘍に栄養を送っている大脳動脈内へカテーテルを挿入し重曹溶液が直接浸透するよう投与しました。

２００1年5月中旬、重曹溶液投与を6クール行い腫瘍は大幅に縮小しました。6月、7月も継続して治療を行う予定でしたが、腹腔内に病変が発症し、カテーテルを挿入し治療を行いました。しかし感染症が発症し脳腫瘍の治療が大幅に遅れ適切な治療による腫瘍の死滅が不可能となりました。数か月後、患者さんはお亡くなりになりました。

治療効果は限定的でしたが、重曹溶液５％の投与により腫瘍が劇的に縮小することを示す症例としてご紹介しました。

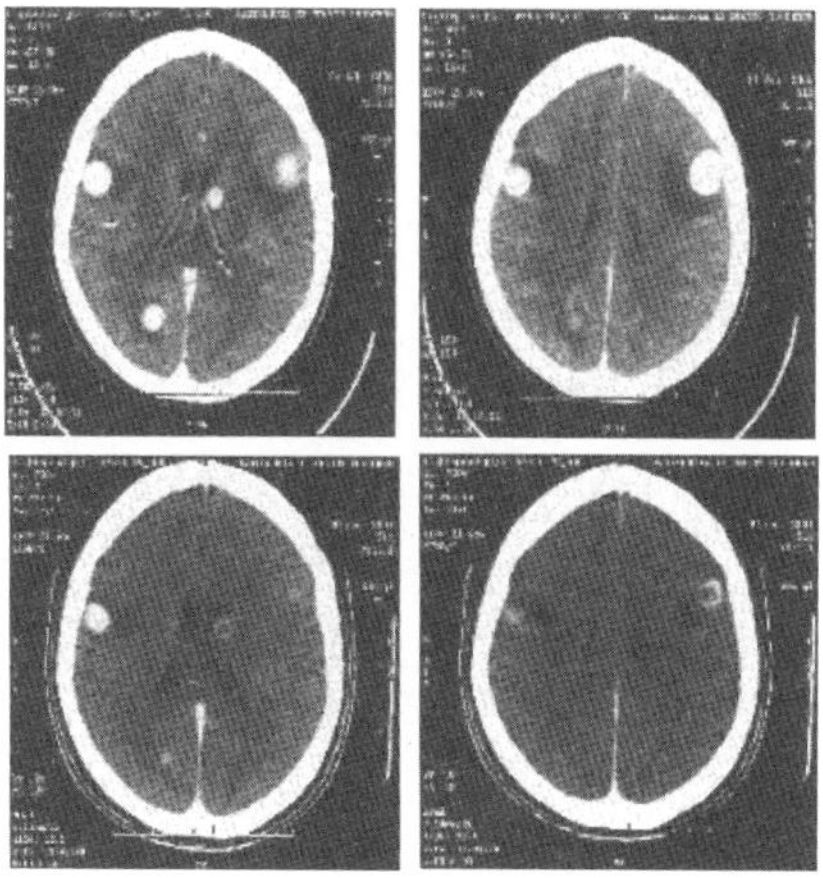

図12

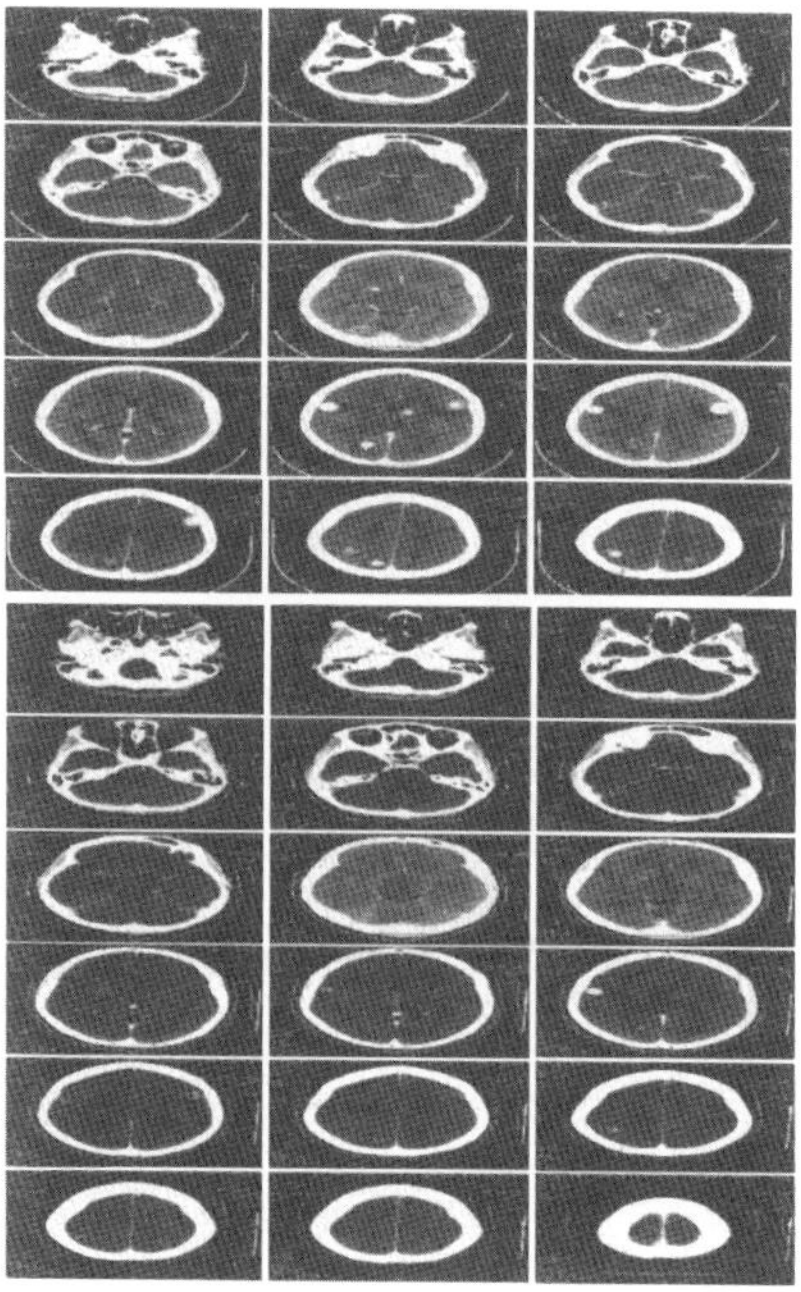

図13

症例14　転移性圧迫髄様がん

40歳の患者さんは7か月前に乳がんの手術を受けました（定型的乳房切断術）。術後3か月間化学療法を行いましたが、転移性肺がん、肝臓がん、腰椎5番6番への骨転移、圧迫、浸潤、激痛を発症し、麻痺から治療を行うことができなくなりました。

モルヒネを含む鎮痛薬の効果はなく、痛みは悪化しました。緩和的放射線治療が提案されましたが、十分な治療効果は見込めないことを予測し治療選択を避けました。

患者さんの意思を尊重し、短期間で行える緩和ケア、腫瘍コロニーを破壊させる唯一の治療法は重曹溶液の脊髄投与だと判断し、同僚の神経科医、麻酔科医に投与依頼をしました。

しかし、どういうわけか同僚の協力を得ることができず自ら脊椎へ重曹投与を行うことになり、50cc重曹溶液8・44%を投与しました。

投与後患者さんは私に「先週から1週間で合計2時間しか眠ることができず、どうか今晩30分もしくは1時間でも寝ることができれば幸いです」と弱々しい声で話してくれました。

翌日、患者さんが電話でこう話してくれました。

「ずっと夜眠ることができました！」

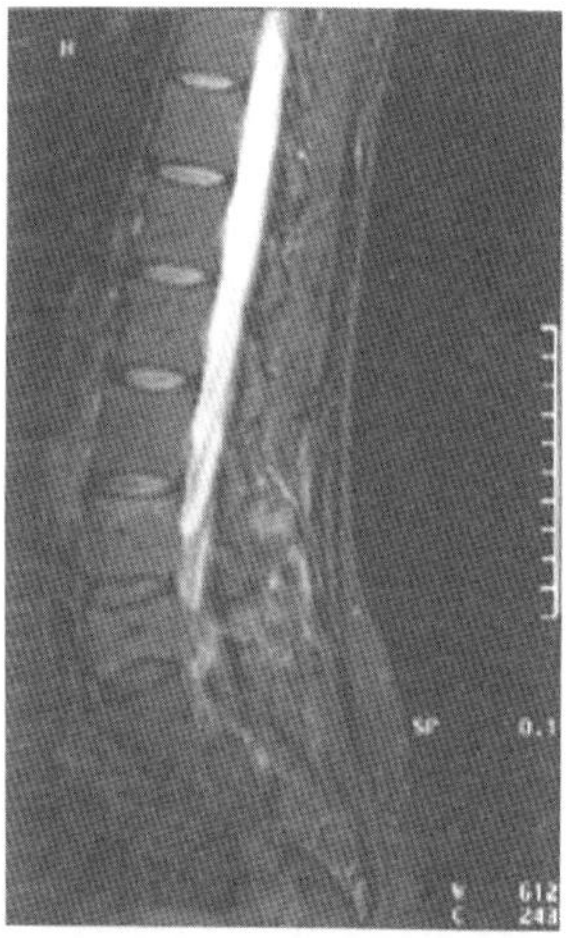

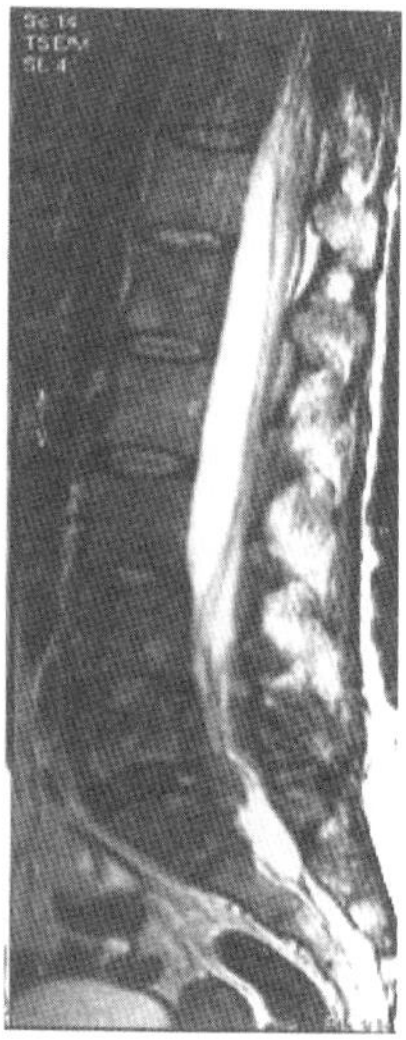

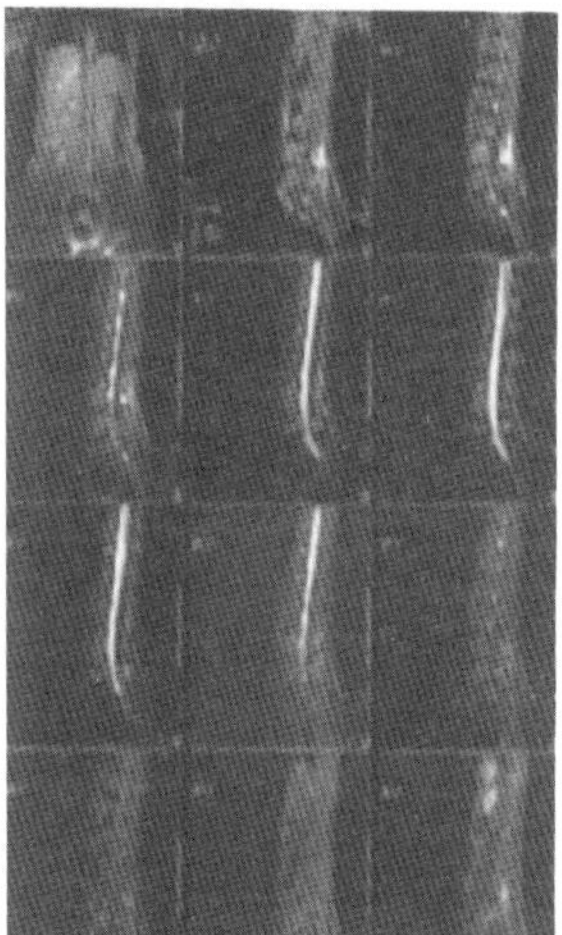

図14　上　2000年8月25日、治療開始前RMN検査画像
腰椎4番5番に転移した腫瘍が脊椎に障害を与えていることが認められる。仙骨へ腫瘍が侵襲していることも確認される

図15　中　2000年10月11日、治療開始後MRN検査画像
脊椎への重曹溶液投与後の画像。局部的な腫瘍の縮小、仙骨領域の腫瘍完全消失が確認される。延髄内側の再疎通、劇的な腫瘍の減少

図16　下　2000年8月25日、治療開始前、全てのRMN検査画像

その後、2回脊椎へ重曹溶液を投与しほぼ1か月後には完全に痛みが無くなりました。友人の放射線治療医部長に治療開始前、開始後に行った磁気共鳴画像検査画像を見せたところ、「信じられない」とコメントを述べました。

症例15 結腸がん

2000年1月上旬、上行結腸の大腸腺腫狭窄を発症した患者さんを診療しました。病状は重く、ヘモグロビン値が6mgにまで低下し1999年12月2度輸血が行われました。

1月上旬から治療を開始し、適切な食事と重曹溶液の経口投与を行いました。数日後、腸管が再開通し、排泄も正常になりました。順調に回復しヘモグロビンCEA値も正常になりました。良好な治療成績でしたが、経口投与のみでは長期間洗浄ができず腸管内にある大きな腫瘍を縮小することが不可能なことから周期的に治療を行う方針に決定しました。

4月から5月の上旬まで（数回繰り返し投与）カンジダのコロニーを死滅させる目的で内視鏡を使用し重曹溶液を積極的に腸内へ投与しました。

2000年4月26日に内視鏡検査を行い（図17）、腸管腔を塞いでいた腫瘍カンジダの劇的な縮小が確認されました（図18）。翌日さらに縮小が認められました（図19）。

内視鏡検査から真菌（カンジダ）が腫瘍魂の原因であることが理解できます。血液を生理食塩水

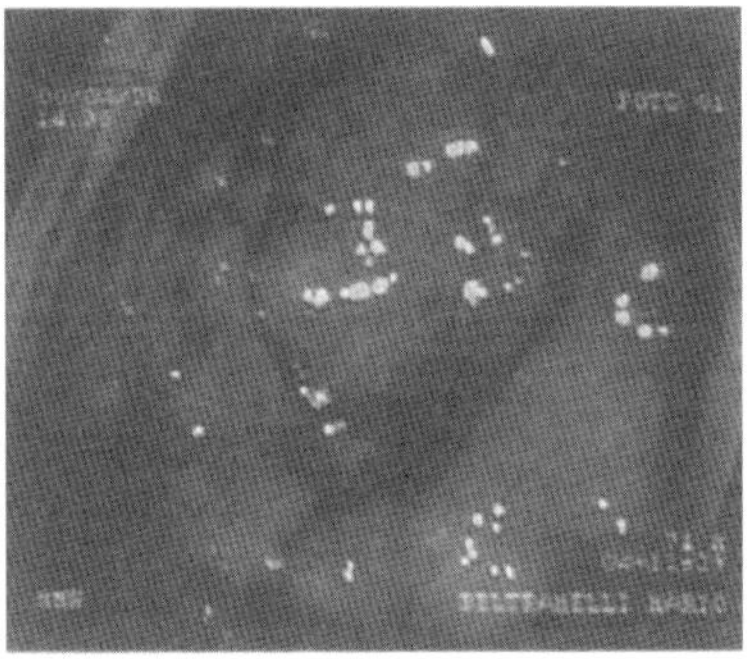
MMH
BELTRAMELLI MARIO

図17

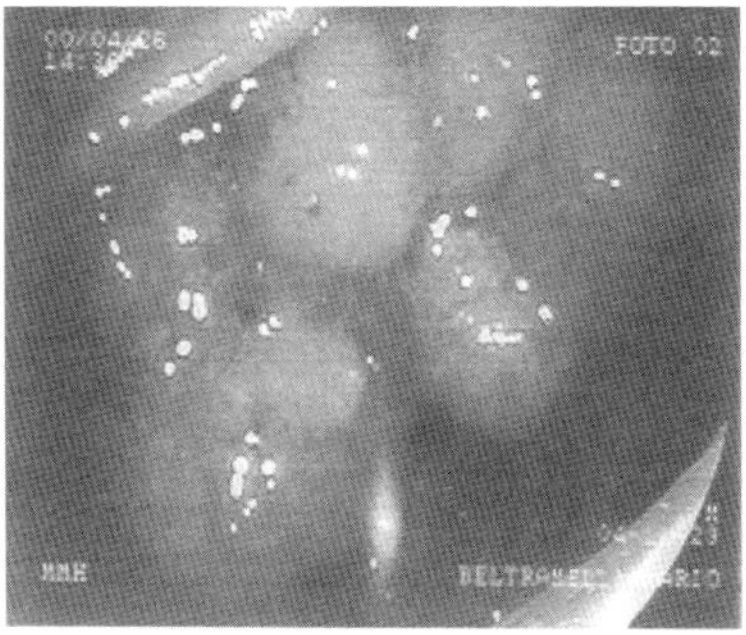
FOTO 02
MMH

図18

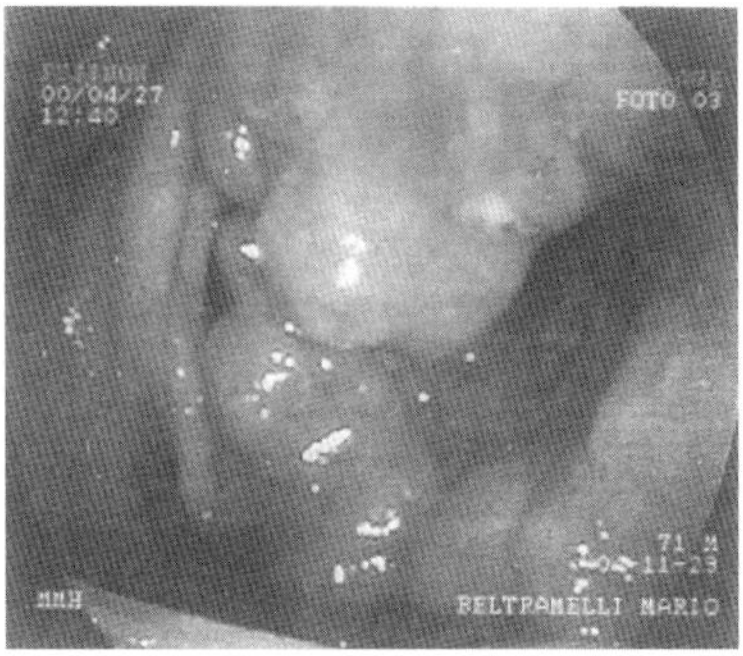
00/04/27
12:40
FOTO 03
71 M
MMH
BELTRAMELLI MARIO

図19

を用いて洗浄すると上皮下領域に存在する白い広がりを確認することができます。様々な腫瘍を引き起こす真菌のコロニーを死滅させる唯一の治療法は重曹溶液による直接灌水だと確信できます。

重曹溶液にはアシドーシスを正常に回復させるだけでなく、（他の化合物にはない）真菌のコロニーを死滅させる特異的な効能があります。さらに真菌の免疫系阻害を抑制する作用があり、その結果宿主の防衛機構に真菌は迅速に貪食されます。

重曹溶液により液性免疫活性化され、コロニーの破壊、瘢痕組織の形成が促されます。しかし、コロニーが大きい場合液性免疫が十分に浸透できず真菌を死滅させることができません。

がんの発生機序と真菌増殖の謎はここにあります。コロニーの拡大により液性免疫が低下し生体の防御機能が作用しなくなります。そしてこの防御機能から可逆性と回復を理解することができます。

がんは様々な因子に起因し、食事、治療、環境などが挙げられますが真菌が巨大なコロニーの形態ではない場合、個々の免疫細胞が防御できます。しかし、真菌細胞が液性免疫を潜り抜けるとがんの増殖が引き起こされます。これががんの発生機序です。

がんはストレス、精神的な葛藤、内因、外因的な毒、栄養失調、そして一定の時間を経て特定の組織内、臓器内で増殖します。これらのリスク因子の改善によりがんを克服することができます。

症例16 気管支腺がん

32歳の患者さんです。

２００1年12月、重曹溶液５％を肺動脈に投与し右肺に発症した大きな腫瘍に重曹溶液が直接浸透するように治療を行いました。さらに、血流のみでは重曹溶液が十分にがんへ浸透できないことから、気管支ファイバースコープを使用し気管支内腔へ投与しました。

２００２年2月11日、重曹溶液５％を80 cc気管支を洗浄するために投与しました（図20）。

２００２年2月14日まで同様の洗浄を数日間行いました。第４日目最終日のみ投与量を１４０ ccまで増量しました。

気管支鏡による画像から1日で気管支が再疎通したことが確認できます。第4日目、つまり4回の投与のみで気管支は回復しました（図21）。

【症例レポート】

２００2年2月11日

「右主気管支から白乳色の分泌物が観察される。分泌物は後枝B2,B3を閉塞。中葉気管支でも閉塞が観察される」

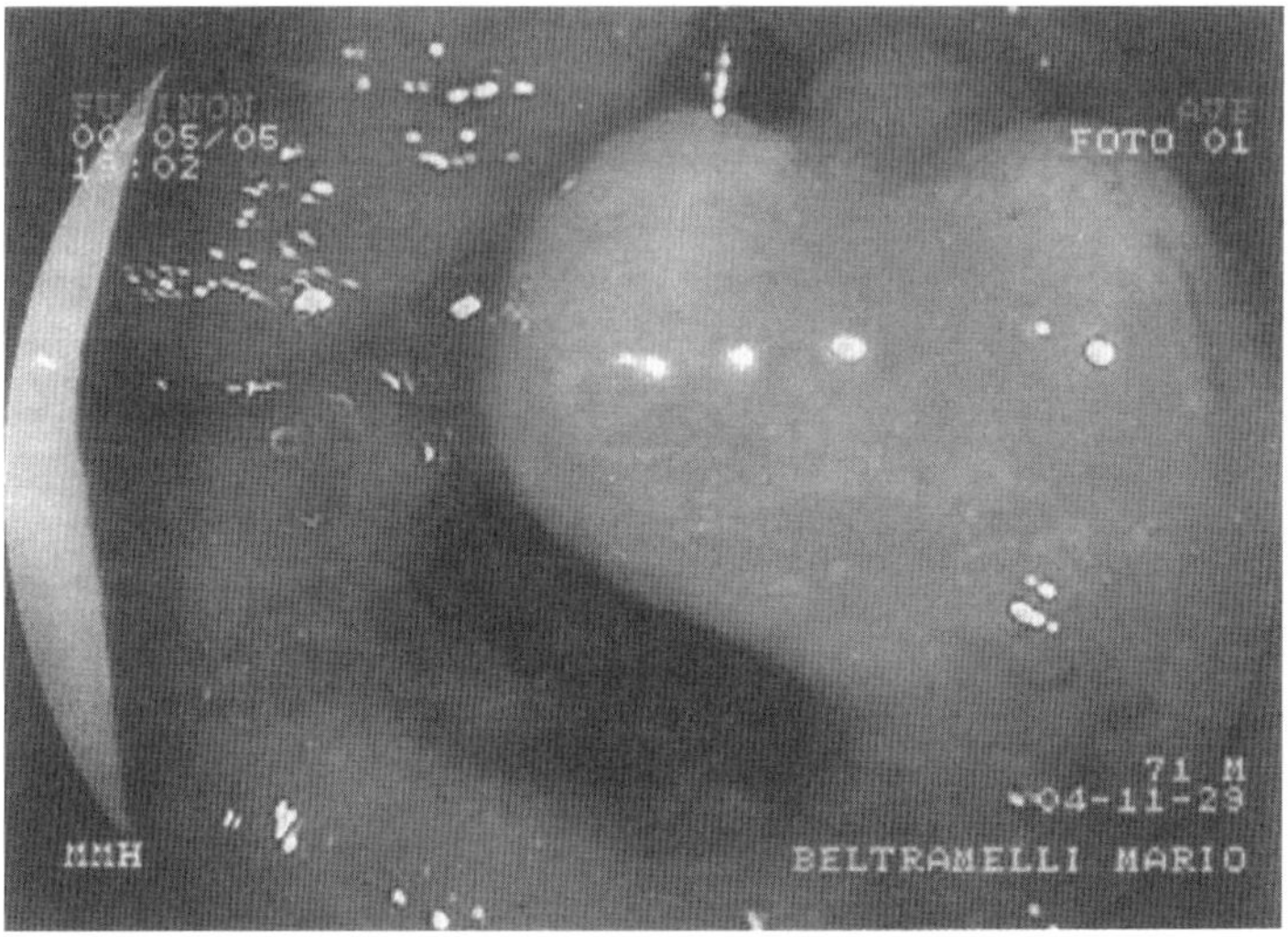

図20

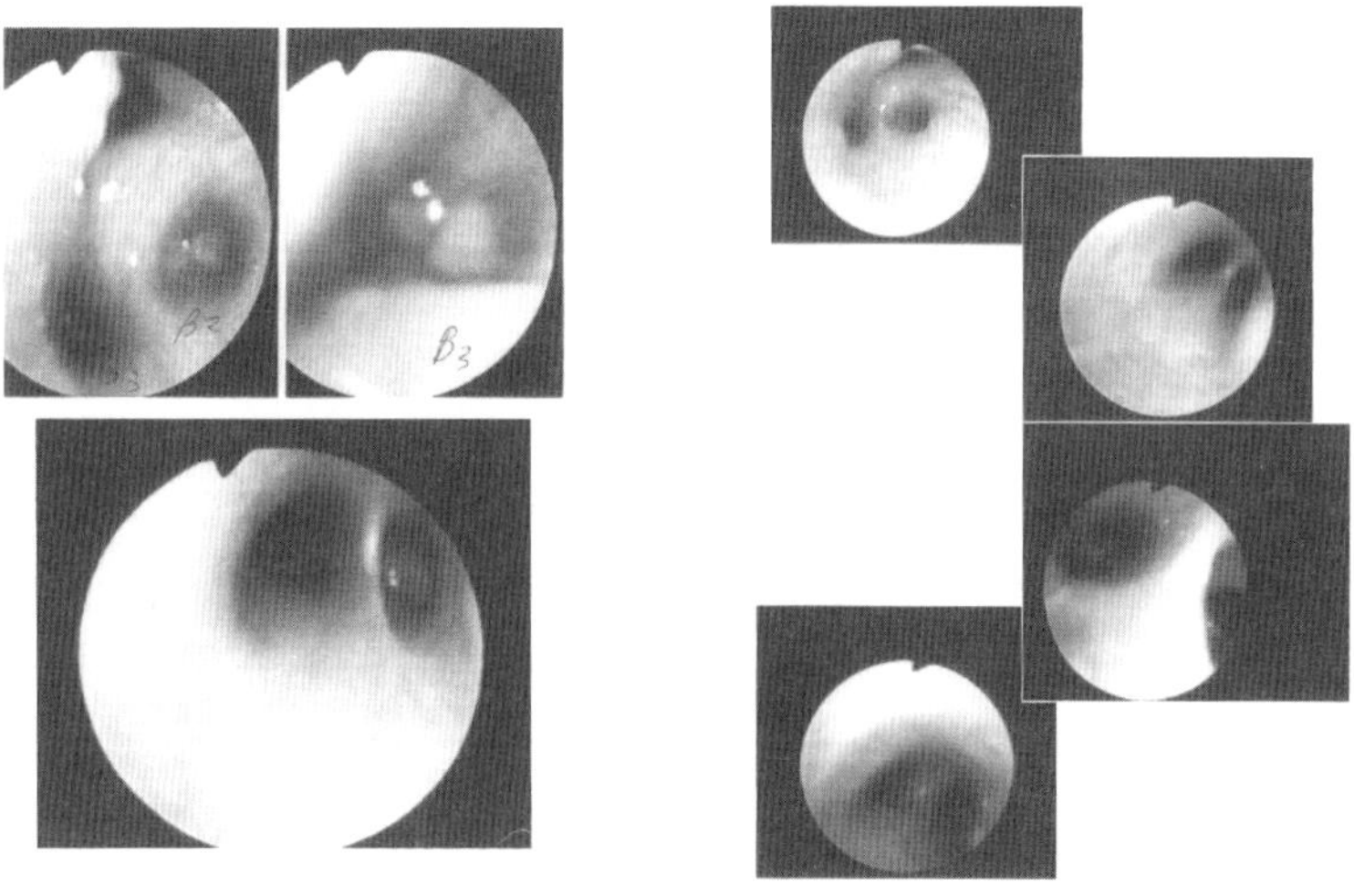

図21

２００２年２月12日
「右上葉気管支の後枝で再疎通が認められる」
２００２年２月14日
「右上葉気管支、中葉気管支、左上葉気管支、尖後枝で良好な再疎通が確認される」

症例17　前立腺がん

１９９５年に前立腺がんの前立腺切除が行われました。３年後、超音波検査が行われ前立腺領域に結節の再発が認められました。

２０００年７月にホルモン療法、超音波治療が行われました。

２００１年前半、ＴＳＰ値、ＰＳＡ値（前立腺特異抗原値）の上昇、肥大結節が確認されました。

２００１年７月23日、直腸内コイルを用いたＭＲＩ検査が行われ２・２センチ×２・５センチの結節が認められました。

２００１年７月25日、内腸骨動脈にカテーテルを挿入し重曹溶液５％（５００cc）を７日間連続して投与しました。

治療後、８月から10月にかけて数値は継続して下がり、直腸内コイルを用いたＭＲＩ検査結果から結節の大幅な縮小、すりガラス状の繊維質の円形結節が確認されました（図23）。
およそ2か月後、病状を安定させるため2度目の重曹溶液を静脈内に投与しました。２００２年3月に行った直腸内コイルを用いたＭＲＩ検査から結節の完全消失が確認され、10月に観察された結節の残りも消失していました（図24）。
２００２年10月以降ＰＳＡ値も継続的に下がりました。

【治療15か月後に書かれた患者さんの宣言書】

私はローマに在住する外科医であり、ここに署名をいたします。標準治療を受けましたが前立腺がんが再発しました。そこでシモンチーニ博士に治療を依頼し、重曹溶液5％を動脈内に投与する治療を受けました。

その後、上腹部に針を穿刺し重曹溶液を用いて腹腔洗浄を行いました。博士は治療開始前、重曹治療は前立腺がんに対し治療効果はあるかもしれないとしつつ、確実に回復するとは言及しませんでした。

しかし言葉では表せませんが、博士の信念と生命エネルギー、そして専門家としての真摯な振る舞いから私は回復すると確信しました。

治療後腫瘍は消失し最善の治療効果を得ることができました。

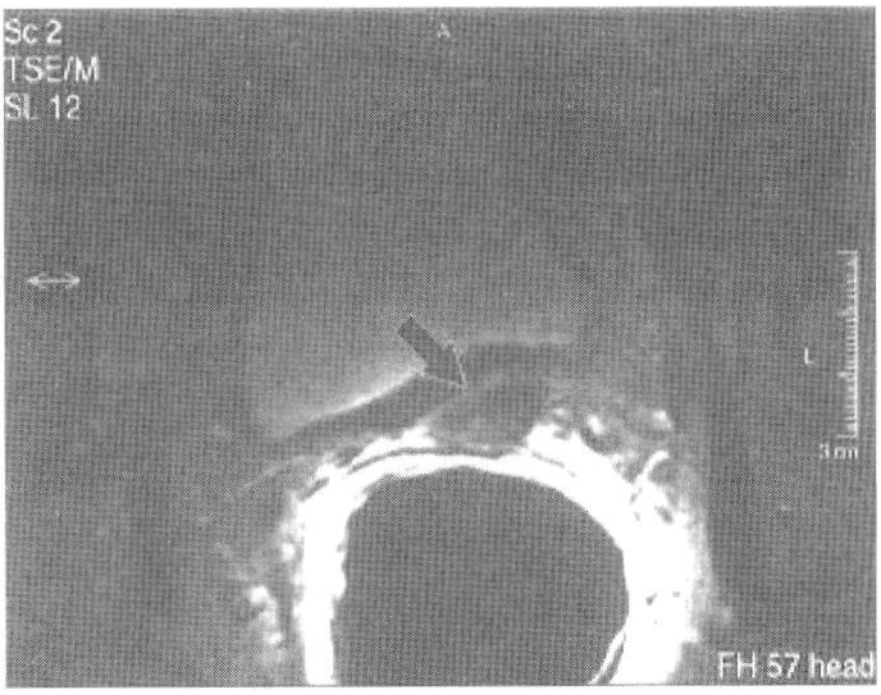

図22　2001年7月3日、治療開始前の結節の状態

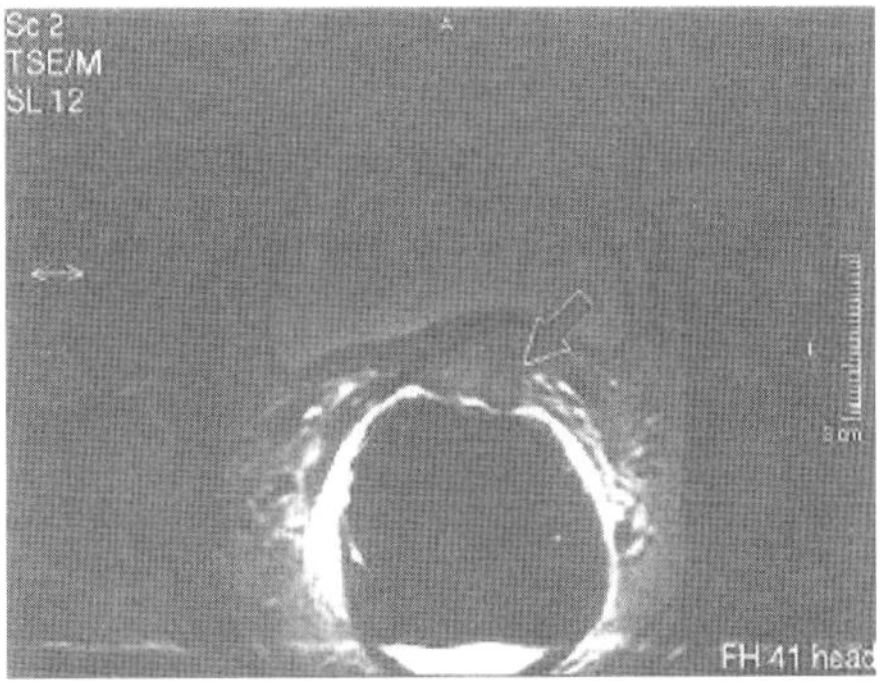

図23　2001年10月19日、治療開始後の結節の状態

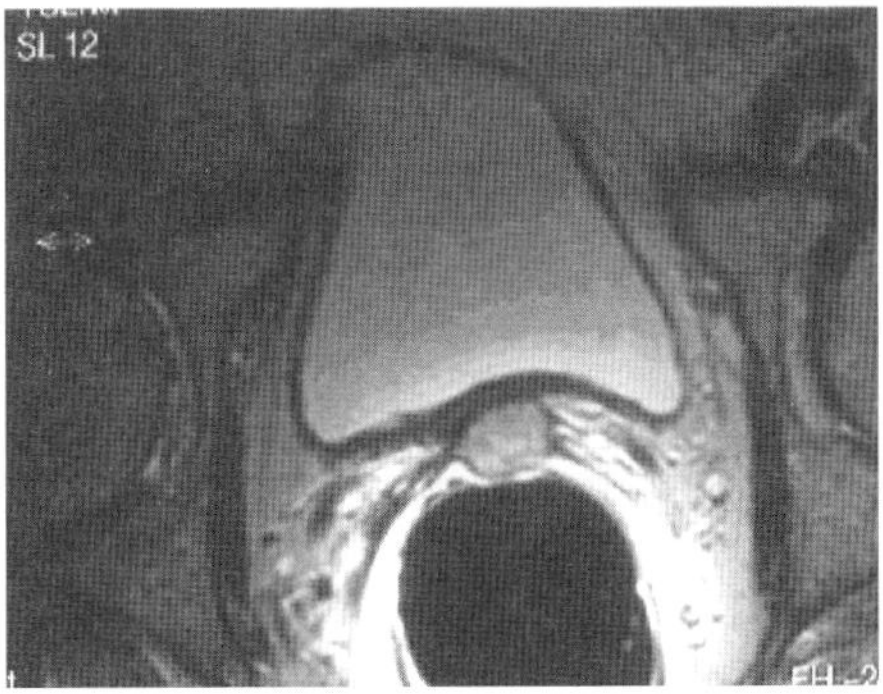

図24　2002年3月、結節の残りは完全に消失

症例18 右目黒色腫

60歳の患者さんは結膜を伴う右目黒色腫を発症しました。

2000年10月外科的なレーザー治療、そして形成再建が提案されましたが、患者さんは治療を断りご自身から私の治療を選択なさいました。

10日間結膜を治療するために重曹溶液で洗浄を行い、突出していた部位が完全に消失しました。翌月1か月間、毎日ヨウ素溶液7%を腫瘍に直接塗り、1日局部へ20~30回ほどヨウ素溶液が塗られました。その結果、腫瘍は殆ど消失しました。翌月も同様の治療法が行われ、黒色腫は完全に消失しました。

2000年10月に図25が撮影され、その時点ではすでに1クール目の重曹治療が開始されていました。治療開始前の腫瘍は明瞭であることが確認できます。

2002年5月に図26が撮影され、腫瘍は消失し治療後1年半経過しましたが微かな瘢痕が認められるのみです。

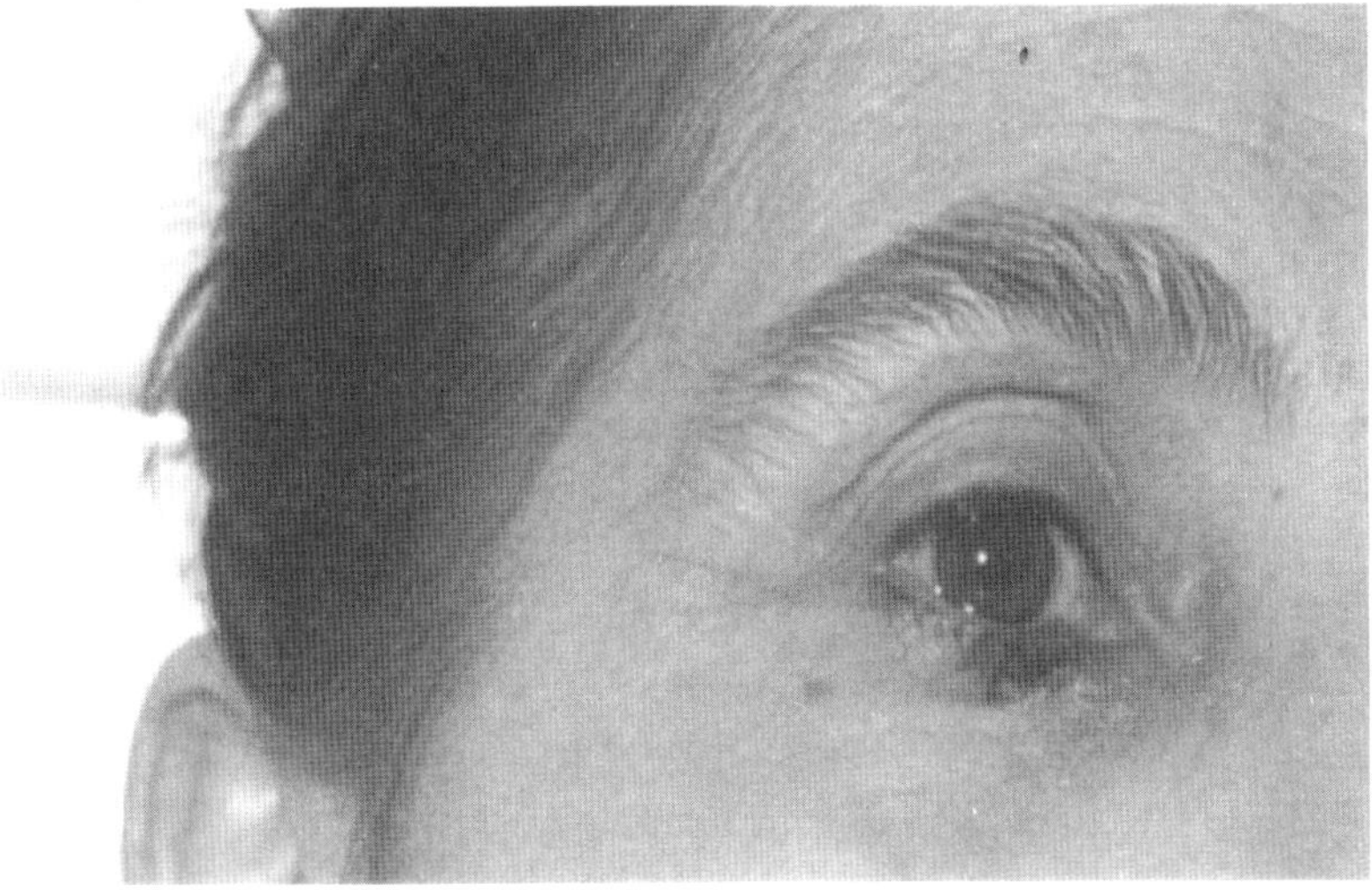

図25　2000年10月、治療開始後の黒色腫の状態

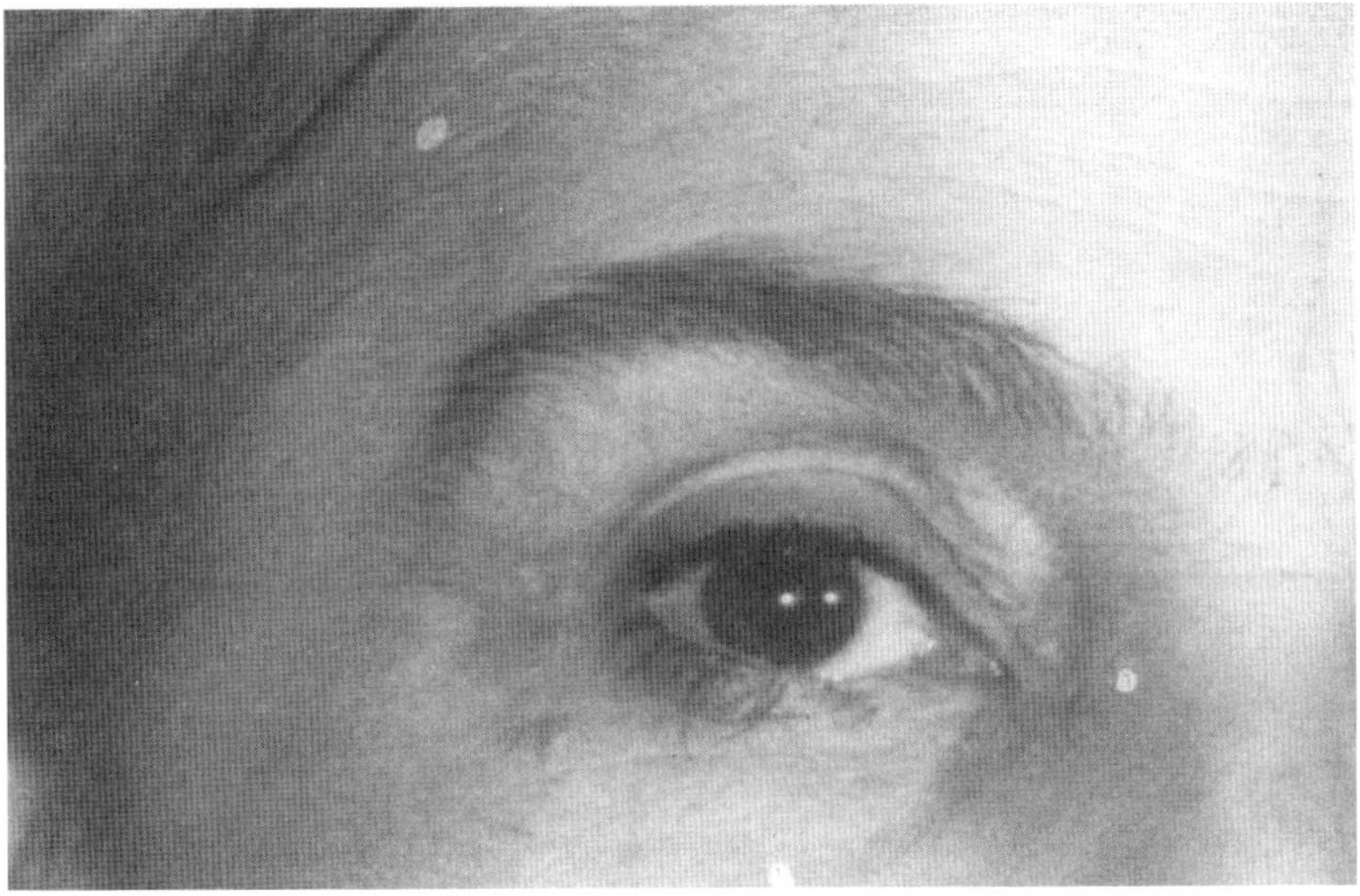

図26　2002年5月、瘢痕の状態

付章

真菌の生態に関する重要な事実

酵母とカビは菌類と呼ばれる界に属します（その他生物界、動物界、菌類界と分類される）。カビ、パンのカビ、キノコ、毒キノコ、は菌類に属します。「酵母」と「菌類」「カビ」は分類学的に異なりますが、多くの場合同等に扱われます。真菌について研究する学問を菌類学といいます。

腐生菌は生物遺体を分解し栄養源としますが、寄生菌は生きている生体から栄養を吸収します。

病原菌は植物、動物、人間に病気を引き起こし、水虫、白癬、フケ、リフトバレー熱、足と指の爪の感染症、酵母菌感染症、酒さ、外耳炎などが挙げられます。

通常真菌は胞子から発芽し菌糸と呼ばれるフィラメントとして成長し、直径は5~10マイクロメートルほどになります（菌は菌糸で構成されています）。

菌糸は分岐を繰り返し成長します。菌糸は他の菌糸細胞と接合しながら菌糸体を形成します。パンにできるふわふわとしたカビの塊が菌糸体です。塊は一つの真菌であり、菌糸が分断されてもそれぞれ単独に生命維持をします。

菌糸は原形質（細胞質内の液胞）を前方に押し出し先端から成長します。先端成長により真菌は栄養素の吸収を持続的に行い、植物細胞壁、昆虫の上皮、人間の皮膚などへ侵襲します。真菌は植物の病原菌、生体の分解菌であることから重要視されます。真菌細胞は硬く強いため人間の細胞内で菌糸の成長が可能となります。

真菌の基本的な細胞構造は動物の細胞と異なり、細菌、植物、菌類だけに存在する硬い細胞壁が存在します。

人間や生物の細胞には「細胞壁」の代わりに「原形質膜」があります。原形質膜は柔らかい、浸透性のある膜で必要な栄養素、化学物質が細胞を通過します。

細菌、植物、真菌の細胞は二重に構成され、内部の原形質が外部へ流失しない構造となっています。

真菌の細胞壁の主な成分はキチン（昆虫にも存在する成分）ですが、植物の細胞壁の主な成分はセルロースとなります。キチンとセルロースは化学的に類似し真菌の細胞壁にはセルロースが含まれています。真菌細胞にはエルゴステロールが含まれていますが、動物の細胞膜にはコレステロールが含まれ、植物の細胞膜にはシトステロールが含まれています。

病原菌の活動

真菌の菌糸は組織内全体に浸透が可能です。

丸く球状の酵母は形態を変換させ菌糸（もしくは偽菌糸）となり成長をします。

体温が37度になるとカンジダは菌糸へ形態を変化させ体内で侵襲を始めます。組織内に深く浸透したカンジダを削るように取り除くことはできません。腸内へ侵入したカンジダの形態は酵母の塊ではなく、菌糸形態で腸壁に浸透し繊維内に伸長させます。基質を栄養源としネットワークを形成させます。その故基質内に侵襲したカンジダを死滅させることは困難となります。表皮に成長したカンジダを排除しても、基質内に残存した菌糸は適度な水分が与えられると再び成長を始めます。

真菌胞子　肺への侵襲

真菌は非常に多くの胞子を形成し空気中へ飛散させる機序があります。肺にまで到達が可能でありその結果疾患を引き起こします。湿った粘り気のある胞子を形成する真菌、酵母があり、昆虫や齧歯動物などに寄生し移動をします。カンジダのように厚膜胞子を放出する菌糸もあります。

真菌は毒素を放出し栄養を吸収

植物は光合成を行い必要な栄養を自分で作り出すことができますが、真菌は光合成を行えず植物や人間などの有機体に寄生し栄養を搾取します。

真菌、酵母、カビは湿った環境に生息することで菌糸から水分に含まれる栄養を吸収します。細胞壁を通じて糖分、アミノ酸などの養分を吸収し細胞外酵素を外界に放出することで吸収しにくいセルロースなどの栄養を分解します。人間は食物を摂取し消化を行いますが、真菌は栄養素を分解させてから吸収を行います。

真菌は酵素を用いてデンプンを糖分へ分解させますが、それ以外にもマイコトキシンという毒素を用い細菌などを分解し養分として摂取します。

クモは獲物を麻痺させるため神経毒と酵素作用のある毒を獲物の体内へ注入し液化された内臓を吸飲します。真菌と酵母は毒素と酵素を用い栄養を分解し吸収することから、クモと類似していると言えます。カンジダや、アスペルギルスはグリオトキシンと呼ばれる毒素を産出し免疫系に障害を与え、その結果重要な酵素が不活性化されます。フリーラジカルによる損傷やサイトトキシンなどが誘発されDNA、白血球が影響を受けます。

「謎めいた疾患」と言われる慢性疲労症候群や関節炎などは、真菌、酵母と深いつながりがあることが理解できます。真菌は宿主に毒素を注入し養分を吸収しやすいように分解します。感染症が限局的であったとしても、毒性酵素は血流に乗って全身へ運ばれます。

主要な病原性真菌

様々な種類のウイルス、細菌、菌類、カビ、酵母（主に胞子）は空気中に飛散し普遍的に存在しています。少量の酵母や真菌は体内に常在し、免疫能が保たれている状態では増殖しませんが、免疫の低下と共に真菌以外の微生物と併せて異常増殖します。一部の病原性真菌は感染症として発症します。

カンジダ・アルビカンスは臨床的な感染症の約50％を占めます。多くの病原菌は胞子を空気中に飛散し肺中に着床します。アスペルギルス症は喘息のような「アレルギー性の気管支肺炎」を引き起こします。

真菌の命名法

生物の学名を決定する際には「属」と「種」の名前が使用されます。カンジダ・アルビカンスの場合、「カンジダ」が属名になり「アルビカンス」が種名となります。間違いを引き起こさないために「種」の学名は「属」の学名と一緒に使用されます。「属」は大文字で表記され、多くの場合大文字一文字に省略されます。「種」は小文字で表記されます。学名はイタリック体で表記されます。正式な学名はCandida albicansもしくはC.Albicansと表記されます。

From FungusFocus:http://www.fungusfocus.com/html/fungus_general_info.htm

インタビュー「がんはカンジダにより引き起こされるのでしょうか」

２００７年３月５日　エマ・ホリスター　カンジダ・インターナショナル・ブログスポット

エマ

革新的ながん治療法の記事を拝読いたしました。

腫瘍医として従来の医療機関で仕事をなさることは非常に大変なことだと思います。

医学界の権威者からの反応など詳しくお話ししていただけないでしょうか。

シモンチーニ

抑圧、罠、中傷的なテレビ特集など、様々な嫌がらせを受けました。

科学者が有益な治療法、革新的なアイディアを打ち出すと支配階級からの利益確保が困難になるため、医療機関は科学者に猛烈な弾圧を行います。

権力者は以下の抑圧を行います。

1. 医師会からの解任
2. 新聞、テレビ番組を利用し「偽医者」と酷評
3. 司法制度による弾圧
4. 警察による自宅への嫌がらせ

エマ
がん は真菌（カンジダ）により引き起こされるという理論と、重曹を用いた治療法は現行の医療システムからどのように妨げられているのでしょう。

シモンチーニ
1医療支配階級には利己主義と道徳心の欠如があり、後天的な知識の欠如を克服しようと試みません。
2がんは遺伝子変異により増殖するという仮説に基づいていますが、これは間違った論理であり一度も実証されたことがありません。

エマ
これらの問題は克服できるでしょうか。

シモンチーニ
はい。草の根運動を通じて制約のない自由ながん治療法の研究開発が確立されるでしょう。多くの人々の協力により医学界の権威者から研究の自由を奪取することが可能であり、そのためにはメディアを通じて人々に呼びかけることが不可欠となります。

エマ
今までにどれほどがん患者さんを治療なさったのでしょうか。驚異的な治療効果に対し、さぞ同僚の医師から注目を集めたことと思います。

シモンチーニ

何千人ものがん患者さんを治療しました。従来の治療法を受け、進行度の高いがんを患う症例が殆どでしたが、多くの患者さんは完治し治療後数年経った現在、ご健在でいらっしゃいます。早期発見の症例では（腫瘍が3センチ以下、転移が殆どない場合）90%の患者さんが回復し、多くの医師が重曹治療法に納得し重曹治療を行っています。

エマ

これらの症例を基に医療機関に圧力をかけ、重曹治療法実践を実現することはできないでしょうか。

シモンチーニ

それは難しいでしょう。なぜならば、何百もの症例を公式文書として全て報告しなければならず、がんクリニックに勤務していなければ不可能です。

エマ

多くの女性が口腔カンジダや婦人科の生殖器に関わる持続的な、長期に渡るカンジダ感染症に悩まされています。何かよいアドバイスはないでしょうか。

シモンチーニ

婦人科疾患のカンジダ症を根絶するには2リットルの水（沸騰させて冷ました水）に重曹を大さじ2杯溶かし、約2か月間（月経の期間を除き）毎日膣洗浄を行うことを奨励します。

カンジダ菌を根絶するには時間がかかります。

エマ

正統医学において、ご自身の真菌とがんの見知は非常に革新的です。多数の代替医療医師はカンジダ症は腸から発症し全身性の感染症になるとの見解があります。私の収拾した資料によると、ご自身はカンジダ症は腸と関連性のない感染症であるとのご見解ですが、では一体何が原因となるのでしょうか。

シモンチーニ

1まず環境が主な原因となります。

2次に血液の悪循環による生体エネルギーの欠如が挙げられます。

3食べ物の要因があります。多くの方が糖分、イースト、卵牛乳などにアレルギーをおもちです。

それは腸管上皮に損傷が起こっているため、アレルギーが発症するのです。ですから腸管上皮を治癒し、関連する疾患がその後も継続して発症するか見極める必要があります。特定の食べ物を永続的に控えたとしても、疾患が血液の悪循環を招き、それが偏った食事を引き起こします。

例えば、心臓病を患っている方は多くの場合、腸の膨張がみられ（そのため心臓の機能が低下します）、その結果アレルギーを引き起こします。

エマ

最後になりますが、医学界の権威者、メディア、医学機関紙などにより多くの代替医療医師が代替医療に反対するキャンペーンの標的になっています。この状況をどのように受け止めていらっしゃるのでしょうか。代替医療医師、ご自身や治療にこられる患者さんを保護するためには何が必要だとお考えでしょうか。

シモンチーニ

代替医療医師は正統医療が実践する誤った治療法に立ち向かう勇気がありません。医学界は患者さんが自由に治療法を選択できる権利を与えるべきです。

多くの疾患は不健康な生活、ドラッグ、などに起因します。

化石化した医師会は医師に対し有効性のない、毒性の高い有害な治療法を実践するように圧力をかけるのです。

Interview by Emma Holister

代謝異常 (metabolic disorder)	代謝が正常に機能しないこと
代謝 (metabolism)	生体内で起こる生化学反応
形而上学 (metaphysics)	感覚を超えた存在の根本的原理について考察する学問
転移 (metastasis)	原発巣にいたがん細胞が別の部位へと広がること
微生物の障害 (microbial disorder)	微生物の異常な生育
多因子性 (multifactoriality)	いくつもの因子が相互作用する、因子が多いこと
真菌 (mycetes)	かび
神経系ウイルス感染症 (neurotrophicvirosis)	神経系に感染するウイルス
疾患疾病分類学 (nosology)	疾病の分類をする学問
病毒 (noxa)	病気を引き起こす毒
実質 (parenchymal)	内部がつまっている臓器
病原体 (pathogen)	病気を引き起こす微生物
貪食 (phagocytosis)	体内の細胞が侵入してきた異物を自分の中に取り込んで消化する作用
植物性薬品 (phyto drug)	植物性の薬品
植物病理学 (phytopathology)	植物界の病気の研究
胸膜癒着術 (pleurodesis)	胸水がたまらないようにする処置
多型 (polymorphism)	異なった形態が同一種内に存在する状態
皮下埋め込み型ポート (port-a-cath)	皮下に埋め込まれるポートと血管内に留置するカテーテルから構成されている
乾癬 (psoriasis)	銀白色のフケのようなものが剝がれ落ちる皮膚疾患
量子物理学 (quantum physics)	物理学の一分野でありミクロレベルでの物質やエネルギーの特性について研究する学問
腐生菌 (saprophyte)	落ち葉、生物の遺体など有機物を分解して養分を吸収する菌類
選択的動脈造影法 (selective arteriography)	カテーテルを目的の血管まで挿入し、特定の動脈に造影剤を注入し撮影を行う方法
重曹 (sodium bicarbonate)	シモンチーニ療法で使用される化学物質。がんを引き起こす真菌を死滅させる
脂質 (steatosic)	脂肪

用語集

逆症療法 (allopathic)	合成薬を利用し病状の治癒と症状の緩和を行う医学的アプローチ
退形成 (anaplasia)	形態的特徴を失った未熟な細胞
無反応 (areactivity)	反応することができない
オートクリン・自己分泌 (autocrine)	内分泌放出の仕組み
パラクリン・房分泌 (paracrine)	内分泌放出の仕組み
生体エネルギーの流れ (bio-energetic fluid)	細胞、臓器から放出されるエネルギーの流れ（例えば「熱」）
悪質液 (cachexy)	病状の進行に伴い衰弱した状態
同質的 (consubstantiality)	類似した物質
蓄膿症 (empyema)	感染症
シスト形成 (encystment)	嚢胞、膜に包まれた構造
モルビー (ens morbi)	病原
上皮 (epithelium)	体表面、管腔臓器を覆う細胞層の組織
遺伝子 (gene)	DNAにより構成される分子。生物種の遺伝情報をもつ
遺伝学 (genetics)	遺伝子を研究する生物学の一分野
異形成 (heteroplastic rooting)	正常細胞より変化した状態の細胞。組織診で判断される
従属栄養生物 (heterotrophus)	光合成を行わず、エネルギー源の供給を代種生物に依存する生物
ホリスティック (holistic)	肉体、精神、感情など総体的に捉え人間の健康と病気について考える医学
恒常性 (homeostatic)	生体の内部状態を一定に保ち、維持する性質
胃酸過多症 (hyperchlorhyaria)	胃酸が過剰に分泌されること
過形成 (hyperplasia)	細胞が過剰に増殖すること
高熱症 (hyperpyrexia)	体温の上昇、高熱
菌系 (hyphae)	糸状の細胞列のこと
免疫抑制 (immunosuppression)	生体の免疫力が化学薬品、感情、エネルギーなどの要素から影響を受け抑制されること

with mitochondrial encephalomyopathy" (Masui 2001 Mar;50(3):299-303).
67. Advic. E., "Bicarbonate versus acetate hemodialysis: effects on the acid-base status". (Med Arh 2001;55(4):231-3).
68. Feriani, M., "Randomized long-term evaluation of bicarbonate-buffered CAPD solution." (Kidney Int 1998 Nov;54(5):1731-8).
69. Vrijlandt, P. J., "Sodium bicarbonate infusion for intoxication with tricyclic antidepressives: recommended inspite of lack of scientific evidence" Ned Tijdschr Geneeskd 2001 Sep 1;145(35): 1686-9). Knudsen, K., "Epinephrine and sodium bicarbonate independently and additively increase survival in experimental amitriptyline poisoning." (Crit Care Med 1997 Apr;25(4):669-74).
70. Solomon, M., "Effect of sodium bicarbonate infusion on hepatocyte Ca2+ overload during resuscitation from hemorrhagic shock." (Resuscitation 1998 Apr;37(1):27-32).
Mariano, F., "Insufficient correction of blood bicarbonate levels in biguanide lactic acidosis treated with CVVH and bicarbonate replacement fluids". (Minerva Urol Nefrol 1997 Sep;49(3):133-6).
71. Dement'eva, I.I., " Calculation of the dose of sodium bicarbonate in the treatment of metabolic acidosis in surgery with and deep hypothermic circulatory arrest" (Anesteziol Reanimatol 1997 Sep-Oct;(5);42-4).

transport in the interstitial fluid."
Novartis Found Symp. 200 1;240:46-62; discussion 62-7, 152-3.
Webb, S.D., "Modelling tumor acidity and invasion." Novartis Found Symp. 2001;240:169-8 1; discussion 181-5.
Gillies, R.J., "The tumor microenvironment: causes and consequences of hypoxia and acidity. Introduction." Novartis Found Symp. 200 1;240:1-6.
Gillies, R.J., "Causes and consequences of hypoxia and acidity in tumors" Novartis Foundation symposium. Trends Mol Med.2001 Feb;7(2):47-9.
Griffiths, JR. "Causes and consequences of hypoxia and acidity in tumor microenvironments. Bioessays. 2001 Mar;23(3):295-6.
Gillies, R.J., "Causes and effects of heterogeneous perfusion in tumors." Neoplasia. 1999 Aug; 1 (3):197-207.
Stubbs, M., "Causes and consequences of tumor acidity and implications for treatment." Mol Med Today. 2000 Jan;6(1):15-9.
Stubbs, M., "Causes and consequences of acidic ph in tumors:a magnetic resonance study." Adv. Enzyme Regul. 1999;39;13-30.
Webb, S.D., "Mathematical modelling of tumor acidity:regulation of intracellular pH." J Theor Biol. 1999 Jan 21;196(2);237-50.
Yamagata, M., "The contribution of lactic acid to acidification of tumors: studies of variant cells lacking lactate dehydrogenase." Br J Cancer. 1998 Jun;77(11):1726~3 I.
Martin, G.R., "Non invasive measurement of interstitial pH profiles in normal and neoplastic tissue using fluorescence ratio imaging microscopy." Cancer Res. 1994 Nov.1;54(21):5670-4.
Boyer, M.J., "Regulation of intracellular pH in subpopulations of cefis derived from spheroids and solid tumors." Br J Cancer.1993 Nov;68(5):890-7.
Newell, K., "Studies with glyeolysis-dericient cells suggest that production of lactic acid is not the only cause of tumor acidity."

64. Gamba, G., "Bicarbonate therapy in severe diabetic ketoacidosis. A double blind, randomized, placebo controlled trial." (Rev Invest Clin 1991 Jul-Sep;43(3):234-8).
    Miyares Gomez A. in "Diabetic ketoacidosis in childhood: the first day of treatment (An Esp Pediatr 1989 Apr;30(4):279-83).
65. Levy, M.M., "An evidence-based evaluation of the use of sodium bicarbonate during cardiopulmonary resuscitation" (Crit Care Clin 1998 Jul;14(3):457-83).
    Vukmir, R.B., Sodium bicarbonate in cardiac arrest: a reappraisal (Am J Emerg Med 1996 Mar;14(2): 192-206).
    Bar-Joseph , G., " Clinical use of sodium bicarbonate during cardiopulmonary resuscitation—is it used sensibly?" (Resuscitation 2002 Jul;54(1):47-55).
66. Zhang, L. "Perhydrit and sodium bicarbonate improve maternal gases and acid-base status during the second stage of labor" Department of Obstetrics and Gyneocology, Xiangya Hospital, Hunan Medical University, Changsha 410008.
    Maeda, Y., "Perioperative administration of bicarbonated solution to a patient

treatment", Molecular Medicine: Today, January 2000 (vol.6).
Robert J. Gillies, "Causes and consequences of hypoxia and acidity in tumors - Novartis Foundation symposium", Molecular Medicine Vol. 7 No2 February 2001; "Causes and consequences of hypoxia and acidity in tumor microenvironments".
J. R. Griffiths, "Causes and consequences of hypoxia and acidity in tumor microenvironments", Glia 1994 Nov: 12(3): 196-210.
Tannock, I.F., "Acid pH in tumors and its potential for therapeutic exploitation", Cancer Res 1989 Aug 15;49(16):4373-84.
Raghunand, N., "Enhancement of chemotherapy by manipulation of tumor pH", Br J Cancer 1999 Jun;80(7):1005-11.
Davydova, I.G., "Dynamics of bioelectric activity of the brain and erythrocyte ultrastructure after intravenous infusion of sodium bicarbonate to oncologic patients." Biull Eksp Bio Med 1992 Apr;113(4):352-5.
Davydova, I.G., "Characteristics of the effects of artificial alkalosis on electrical activity of the brain and ultrastructure of blood cells in oncologic patients", Vestn Ross Akad Med Nauk 1995;(4):224-5.
Star, R.A., "Regulatory volume decrease in the presence of HCO3-by single osteosarcoma cells UMR-106-01", J Biol Chem 1992 Sep 5,267(25):17665-9.
LeBoeuf, R.A., "Intracellular acidification is associated with enhanced morphological transformation in Syrian hamster embryo cells", Cancer Res 1992 Jan 1;52(1):144-8.
Raghunand, N., "Acute metabolic alkalosis enhances response of C3H mouse mammary tumors to the weak base mitoxantrone." Neoplasia. 2001 May-Jun;3(3):227-35.
Raghunand, N., "pH and chemotherapy pH and chemotherapy" Novartis Found Symp. 200 1,240: 199-211;discussion 265-8.
Raghunand, N., "Enhancement of chemotherapy by manipulation of tumor pH." Br J Cancer. 1999 Jun ;80(7): 1005-1 I.
Raghunand, N., "Tumor acidity, ion trapping and chemotherapeutics. IL p1l-dependent partition coefficients predict importance of ion trapping on pharmaeokinetics of weakly basic chemotherapeutie agents." Biochem Pharmacol. 2003 Oct 1;66(7):1219-29."
Mahoney, B.P., "Tumor acidity, ion trapping and chemotherapeutics. I. Acid pH affects the distribution of chemotherapeutic agents in vitro." Biochem Phannacol. 2003 Oct 1, 66(7) 1207-18.
Schornack, P.A., "Contributions of cell metabolism and H+diffusion to the acidic pH of tumors." Neoplasia. 2003 Mar-Apr;5(2):135-45.
Giffles, R.J., "MRI of the tumor microenvironment." J Magn Reson Imaging 2002 Dec; 16(6):75 1.
Torigoe, T., "Vacuolar H(+)-ATPase: functional mechanisms and potential as a target for cancer chemotherapy." Anticancer Drugs. 2002 Mar; 13 (3):23 7-43.
Griffiths, J.R., "Why are cancers acidic? A carrier-mediated diffusion model for H+

Marnejon,T.,Am J Gastroenterol, 1997 Feb; 92(2):354-6
Taguchi, T., J Pediaty Gastroenterol Nutr,1991 Apr;12(3):394-9.
Raina,V.,Postgrad Med J,1989 Feb;65(760):83-5.
Piazza,M.,Minerva Stomatol.,1991 Oct;40(10):675-9.
Mannell,A.,S Arf J Surg.1990 Mar;28(1):26-7.
58. Yemma,J.J.,Cytobios 1994;77(310):147-58.
59. Hopfer,R.L.,J Clin Microbiol 1980 Sep;12(3):329-31.
Aksoycan, N., Mikrobiyol Bul 1976 Oct; 10(4):519-21.
Odds, F.C., Zentralbl Bakteriol Microbiol Hyg [A] 1984 Jul; 257(2):207-12.
Hellstein, J., J Clin Microbiol 1993 Dec;31(12):3190-9.
60. Werner, G.A., Eur Arch Otorhinolaryngol 1995;252(7): 417-21.
Yasumoto, K, Hum Antibodies Hybridomas 1993 Oct;4(4): 186-9.
Kawamoto, S., In Vitro Cell Dev Biol Anim 1995 Oct; 31(9): 724-9.
Hashizume, S., Hum Antibodies Hybridomas 1991 Jul;2(3): 142-7.
Hirose, H., Hum Antibodies Hybridomas 1991 Oct;2(4):200-6.
Schwartze, G., Arch Genschwulstforsch 1980;50(5):463-7.
Robinette, E.H. Jr., J Natl Cancer Inst 1975 Sep;55(3):731-3.
Cassone, A., Microbiologica 1983 Jul;6(3):207-20.
Weinberg, J.B., J Natl Cancer Inst 1979 Nov;63(5):1273-8.
61. Kullberg, B. J., "Epidemiology of opportunistic invasive mycoses." Eur J Med Res. 2002 may 31;7(5):183-91.
Khan, S.A., "Infection and mucosal injury in cancer treatment.", J Natl Cancer Inst Monogr. 2001;(29):31-6.
Kralovicova, K., "Fungemia in cancer patients undergoing chemotherapy versus surgery: risk factors, etiology and outcome." Scand J Infect Dis. 1997;29(3): 301-4.
Leung, W.K., "Oral colonization phenotypic, and genotypic profiles of Candida species in irradiated, dentate, xerosromic nasopharyngeal carcinoma survivors." J Chin Microbiol. 2000 Jun;38(6):2219-26.
Redding, S. W., "Epidemiology of oropharyngeal Candida colonization and infection in patients receiving radiation for head and neck cancer." J Clin Microbiol. 1999 Dec;37(12):3896-900.
62. Bonadonna, Robustelli, cit. page 72.

Chapter4

62a. Astanga Hrdayam, vol 1, Chowkhamba Krishnadas Academy, Varanasi, India, 1991.
63. Studies concerning the anti-acidic power of sodium bicarbonate:
Anne McLean, "Malignant gliomas display altered pH regulation by NHE1 compared with non transformed astrocytes (Am J Physiol Cell Physiol 278: C676-C688, 2000).
Marion Stubbs, "Causes and consequences of tumor acidity and implications for

41. Rambelli A.,"Fondamenti di micologia",Ed.Zanichelli,Bologna 1981,page3.
42. Called appressorio and austorio
43. ivi,p.28.
44. Verona,O.,cit.page5.
45. Rambelli,A.,cit.page31.
46. ivi p.28.
47. ivi p.29.
48. ivi p.266.
49. W.Reich,cit.page 296.
50. Wickets,B.L.,"Curr.Top Med.Mycol.",1996 Dec;7(1):71-86;
Suzuki.T.,"J.Gen.Microbiol.",1989 Feb;135(Pt2):425-34;
Lott T.J.,"Curr.Genet.",1993 May-Jun;23(56):4637.
51. Odds,F.C.,"J.Clin.Microbiol.",1983 Oct;18(4):849-57.
52. ELL,S.R.,"J.Laryngol.Otol."1996 Mar;110(3):240-2.
52a. Schaz K.,Daus W.,Mall G.,Welsch M.,Schwarz F.,
Unusual course of Candida endocarditis.
Dtsch.Med.Wochenschr.1987 Mar 20;112(12):470-2.
53. Hopfer,R.L.,"J.Clin.Microbio.1",1980 Sep;12(3):329-31;
Kaben,U.,"Z Gesamte Inn Med",1977 Nov15;32(22):618-22;
Hughes,W.T.,"Pediatr.Infect.Dis.",1982 Jan-Feb;1(1):11-8;
Kiehn,T.E.,"Am.J.Clin.Pathol.",1980 Apr;73(4):518-21.
54. Escuro,R.S.,"Am.J.Med.",1989 Dec;87(6):621-7;Karaev,Z.O.,"Zh Microbiol Epidemiol Immunobiol",1992;(5-6):41-3;Walsh,T.J.,N.Engl.J.Med.,1991 Apr 11;324(15):1026 31.
55. Segal,B.H.,"Fungal infections in non transplant patients with hematologic malignancies", infect.Dis.Clin.NorthAm.,2002 Dec;16(4):935-64, vii; Martino R."Invasive fungal infections in hematology: new trends.", Ann. Hematol., 2002 May;81(5):233-43. Epub 2002 May04.
56. Uzun,O.,"Predictors of outcome in cancer patients with candidemia.",Ann Oncol.2000 Dec;11(12):1517-21.
57. Pedersen,A.,Tandlaegeblade,1989 Sep;93(13):509-13).
krogh,P.,Carcinogenesis,1987 Oct;8(10):1543-8).
Trotoux,J.,Ann Otolaryngol Chir Cervicofac,1982;99(12):553 6).
Zhang,K.V.,Chung Hua Kou Chiang Hsueh Tsa Chih,1994 Nov;29(6):339-41,384.
O'Grady,J.F.,Carcinogenesis,1992 May;13(5):783-6.
Hicks,J.N.,Laryngoscope,1982 Jun;92(6Pt1):644-7
Field,E.A.,J Med Vet Mycol,1989;27(5):277-94).
Wang,F.R.,Chung-hua Ping Li Hsueh Tsa Chih,1988 Sep;17(3):170-2.
Wang,F.R.,Chung Hua Chung Liu Tsa Chih 1981 May;3(2).
Joseph,P.,Chest,1980 Aug;78(2):340-3.
Rumi,A.,Chir Ital,1986 Jun;38(3):299-304.
Fobbe,F.,ROFO Fortschr Gen Rontgenstr Nuklearmed,1986 Jan;144(1):106-7.
Bateria,V.,Indian J Gastroenterol,1989 Jul;8(3):171-2.

shrouded in authority.
For example, if we consider the unsolved problem of cancer, we can see that the most famous medical representatives are the very symbol of failure because they keep on branching out in the dark.
For what reason should we keep on believing them and continuing to consider them receptacles of truth? No doubt an unconventional doctor, a veterinarian or even an engineer could make better suggestions than these people who seem to have sclerotic minds.

32f. So, for example, Bernard's theory that "the terrain is everything and germs are nothing", Boveri's intuition that cancer is caused by a genetic alteration, and other more recent or older theories are only part of the archeology of thought.

32g. The Humean error of psychological assonance enters in the souls of doctors and scholars who become aware: a great research for a great truth. However, there are (and in medicine they are the majority) world-wide studies that support only world-wide nonsense.

32h. Referring to the T letter describing the extension of tumors, the Tx, TO, Tis, Tla, Tlb stages are reported for less severe configurations (for example for mammarian cancer), whose dimensions, often not visible, can reach 5 millimetres or a little more (Bonadonna, page 734).

32i. Bonadonna: 1, page 779; 2, page 804; 3, page 847; 4, page 850; 5, page 857; 6, page 898; 7, page 913; 8, page 925; 9, page 949; 10, page 937; 11, page 939; 12, page 948; 13, page 752.

Chapter3

33. JAMA 1983 Sep 16,250(11):1445-9.
34. Reich,W.,"La biopatia del cancuro",Ed.Sugarco,Varese,1994,page61-62.
35. Science 1987 Dec.11;238(4833):1573-5
36. Toxicol Eur Res.1981 Nov;3(6):305-10.
37. Carolus Linneo(1707-1778),Swedish botanist.
38. Verona,O.,"Il vasto mondo dei funghi",Ed.Agricole,Bologna1985,page1.
39. ivi,page2.
40. Sexed spores, according to the type of fecundation (whether it occurs between single elements or in groups or furthermore if there is a simple disposition or a disposition in particular involucre), are subdivided in Oospores, Zigospores, Ascospores, Basidiospores.
Instead, when it comes to asexual spores, they are distinguished or classified in Tallospores and Conidiospores. The former, coming from the transformation of pre-existing parts of the mycelium, cannot easily detach.
The latter, conversely, as they are neo-formed elements, always take the external terminal position. Finally, Tallospores, because of the mode of gemmation, are subdivided in Blastospores, Clamidospores, Dictiospores and Aleurospores.

acquired an exhaustive knowledge of the processes that are in control of growth and differentiation in the lymphopoietic and ematopoietic tissues.

32. To this end, it useful to remember that current epistemology has demonstrated how the contribution of causality in contextual and co-textual elements of a theory, if indefinable, are random, especially in ultra-dimensional areas.

That means, in practice, that the data or facts that are considered probative of a basic principle - for example, the aforementioned cellular reproductive anomaly, obtained by utilizing a limited number of variables next to the complexity of human disease, are not reliable, since they depend exclusively on the initial hypothetical conditions.

32a. These situations, which cause such psychic conditions, almost always induce the overestimation of the neo-formations in the tissues, especially when they are dubious or of small dimensions.

In particular, when faced by a lesion that is not clearly benign, or by a small neo-formations which it is difficult to classify, the doctor will most of the time define them as malignant lesions just in case.

32b. For example, a surgeon, a radiotherapist or an oncologist who studies chemotherapy could be highly competent in performing epidemiological investigation or accurate clinical experimentation.

However, if he does not know the genetic molecular steps proposed by biologists, he is actually conducting brainless research because it cannot fit any logical development. Thus, deductions and conclusions are baseless.

32c. Noted by Bonadonna, p. 995. Another example: the survival median (that is, the time in which half of the patients die) for many tumors in many cases varies by a few months after a surgical or radio therapeutic intervention chemotherapy is performed.

Example: in the studies examined, radiotherapy alone has achieved a survival median of 9.4 months, while the addition of adjuvant chemotherapy following the radiotherapy has elevated the survival median to 12 months, as Bonadonna notes at page 784.

It is clear that this is all nonsense, whose misleading positive value should make scholars suspicious and bring them to the point of questioning all oncological research.

32d. As little energy remains, it is normal that most of the time they are unable to see - better, unwilling to see - beyond the oddness they have been proposed.

To that end, it serves to remember the prophecy of Russian physician Salmanoff, already quoted, who before the 1950s foresaw the progressive paralysis of medical thought, programmed and actuated through the explosion of data and scientific knowledge.

32e. Most of the time, however, these "scientists" say only what is convenient for them. (See, for example, the television fundraisers). That is, they speak lies

With the exception of schistosoma hematobium, all the known biological agents that in living beings are at the basis of a neoplasia are viruses ...some viruses have been strongly implicated in principle neoplastic forms.
Although many animal models of retrovirus-induced tumors are well characterized, the modalities of human leukemia of T cells have not yet been determined.
Pages 1185-1186:
The growth and cellular differentiation are subject to regulatory influences of both positive and negative type.
The genes that have positive roles...in the process of growth are called proto-oncogenes or dominant oncogens. The genes that principally act in inhibition...are named suppressor genes. The reciprocal action of these two classes of regulatory genes in the development of tumors is being gradually clarified.
Page 1186, second paragraph:
Although we only have fragmented information about the function of proto-oncogenes, in normal cells the available data suggest that these genes undertake a role in the regulation of cellular proliferation, functioning as elements of a multi-component apparatus of signal transduction.
Page 1186-1187:
Mitogenic signals can be unleashed by the cascade transmission of (transduction) signals.
End of page1187:
Although identification and sequence of each state of signal transmission have not yet been given, we are now able to describe significant components.
Page 1188, last indentation:
The control of growth involves tumor regulatory processes concerning the transduction of signals. Those processes are not yet fully known.
Page 1188, end of first paragraph:
Although the precise roles of multifunctional proto-oncogenes have not yet been clarified, it seems possible that they work as bridges between different components of the mitogenic regulating apparatus.
Beginning of page 1192:
It is interesting to note that not even two oncogenes are sufficient to generate the complete tumoral phenotype of all the characteristics. The tumors arising from the transfer in normal cells of the common oncogenes myc and ras activated, do not invade and do not metastasize ...
Page 1190, second paragraph:
One of the first observations on human tumors concerns the number and the morphology of chromosomes that can become extremely anomalous (thickening of cromatine, translocations, etc.). This, for example, is studied in chronic mieloid leukemeia CML whose Philadelphia chromosome is a chimerical gene).
Page 1190:
... When the exact basis of this remarkable tropism is clarified, we will have

For many decades, there has been the strong suspicion that hormones are involved in the etiology of mammary carcinoma.
Page 721, second-last line:
In summation, epidemiological and experimental studies suggest that, at least for the most part, and especially by the duration of regular ovarian activity, the risk of contracting mammary carcinoma is determined by the duration and intensity of exposure of the mammary epithelium to extrogens and to prolacine.
Page 723, beginning of second paragraph:
The pathogenesis of human mammarian cancer is still little known.
Page 720, fourth paragraph, line 18:
The most solid risk factors are represented... by family history of malignant neoplasia, especially when it concerns relatives of first degree (mother, daughter, sister) ...
Page 720 fourth paragraph, third last line:
Patients with a form of mammary carcinoma of the familial or hereditary type (including those with bilateral neoplasia) have a global rate of survival comparable to that of other patients with mammary neoplasias.
From the treatise "Internal Medicine", Stein J. H., Ed. Momento Medico, Milan, 1995.
End of page1184:
In our environment, numerous physical and biological agents of carcinogenesis have been identified. Up to a short time ago, very little about the cellular targets of those agents was known. Both the process that leads to a malignant transformation, and the genetic components of the host that are implicated in this transformation are obscure. However, in recent years the "base" research on cancer has discovered a group of cellular genes that are the probable substrata of carcinogenesis.
Although much is still to be learned we now possess a picture of the genetic events that accompany malignant transformations.
From this knowledge comes the possibility for understanding how environmental agents could interact with the elements of the host in the production of cancer. In conclusion, this work will be useful for both prevention and treatment of neoplastic diseases.
Page 1185, second indentation:
The mechanisms at the basis of carcinogenesis from foreign bodies have not yet been clarified (asbestos, prosthetic implants, vessical infestation by schistosoma hematobium).
Page 1185, second paragraph:
It must be noted, furthermore, that current epidemiologists do not support the hypothesis for which the incidence of tumors is currently growing because of these environmental sources of carcinogens.
Page 1185, third paragraph:

technological. Nevertheless, it is still an open road that can lead to therapeutic - perhaps even prophylactic – successes.
The immunological therapy specific to human tumors which is the final goal of any immunological research is more potential than actual, although some valid theoretical basis exist as well as some possible practical application. There is no doubt that the "acceleration of science" that is taking place before our eyes will lead to successes that could be enormous, as we all hope.
Beginning of page165:
Although remarkable progress in the identification of the molecular processes responsible for change related to the specific stages of the neoplastic progression (such as mutation of dominant oncogens or reduced expression of suppressive genes) have been made, the appearance of metastatic phenotype has so far eluded any characterization at the level of molecular genetics.
End of page 176:
...although the data reported for some factors such as c-erb and p53 (antioncogenes) are suggestive for a possible "identification" of the type of neoplastic agents to administer to obtain better probabilities of response, today any use of these factors is premature as predictors for response in daily clinical practice.
Page 659:
The biological response modifiers (BRM) have the property of regulating growth and differentiation of different cells and thus of modifying the function of biological systems, such as the immune system.
Numerous substances of bacterial, vegetal, viral, origin and so on have been employed to treat tumors.
Amongst the BRMs, linphochines are of particular interest. The intense work of these years has also allowed the acquisition of new biological and clinical information that only a scientifically correct study will allow to evaluate their therapeutic potential in the years to come.
Page 669:
Active immunotherapy (vaccination) and gene therapy.
Retroviral vectors transfer in normal cells or neoplastic genes, such as those of cytochines or of bacterial enzymes capable of metabolizing a profarmaco. In active immunotherapy, the transfer of genes augments the ability of the receiving cell to stimulate the immune system, while in gene therapy the transfer genes, by metabolizing the profarmaco into cytotoxic (suicidal gene), exposes the cells to the destruction of the drug itself.
(This)...is an area of scientific work that in the future could give new weapons to the doctor of oncology.
With the preparation and availability of monoclonal antibodies (MA), the attempts for the serum therapy of tumors have so far intensified with limited success.
Page 721, second line:

proposed by Boveri about a century ago, is caused by lesions of the cell's DNA.
Beginning of page 7:
As Boveri foresaw at the beginning of the century, an abnormal chromosomic picture is intimately associated with the malignant phenotype of the neoplastic cell. Chromosomic aberration in fact represents an important help to find the genes that have a central role in the process of malignant transformation.
Page 7,third indentation of second column:
The concept of chromosomic anomaly, as an event that is exclusively tied to the presence of malignant cells must be revisited. There are in fact chromosomic alterations that are specific to a series of benign neoplasias such as lymphomas and fibromas of the ovaries, polymorph adenomas of salivary glands, and polyps of colon and endometrium.
Page 136:
The study of molecular lesions of human tumors had a strong impact on the management of the oncological patient. Molecular lesions, in fact, represent formidable markers of disease by far superior to the techniques used for the reading of serum markers.
Page 137:
... genetic lesions represent an important diagnostic and prognostic marker in clinical practice.
Page 137 last indentation:
In spite of the irreplaceable contribution of molecular analysis of human tumors, the impact on therapy is only indirect. A more direct use of molecular lesions in a therapeutic sense still seems uncertain today.
Although various experimental observations have demonstrated how the manipulation of the genes involved in the molecular lesions of human tumors is able to modify the biological behaviour of the tumor in vitro, the application of these results to clinical practice is problematic and it will require delicate efforts of research.
Page 138:
...virulence of cancer ... which in the majority of the cases is not controllable in spite of the application of various forms of therapy.
Page 139:
The successes achieved by the vaccinations against infectious disease have raised hopes for acting in similar ways on tumors, departing form the assumption that tumoral cells have antigenic characteristics that are completely peculiar and different from those of normal cells ... those characteristics would make them a possible target of specific antibodies. Scientific publications on the issue fill libraries but the results so far obtained have been disappointing.
Page 157:
We can see that we are talking about still desperate attempts in the field of anti-tumoral vaccination, in the manner of Icarus, even though they are highly

majority of tumors originate from one single cell.
Cellular mutations represent a continuous cumulative process from embryo to old age; thus, the oncological risk is hereditary as well. Current research tries to identify the altered genes.
End of page 5:
We hope that in the near future the genetic profile will be more complete.
Page 6:
The future challenge will have to move from the description of mutant genes to their use against specific targets for antitumoral therapies. The genetic tests that have been recently adopted and which are still in development have the potential to identify subjects at risk. The effectiveness of the possible modes of prevention of genetic tests has not yet been established
Page 7, second indentation:
Starting from the beginning of the 1980s it has been demonstrated that specific and recurrent chromosomic rearrangements, including translocation and deletions constituted critical points in the complex event of malignant transformation.
Page 7,third indentation:
The mechanism through which chromosomic alterations occur is still unknown.
End of page 74:
The factors of growth are a not better defined group of polypeptides able to modulate the cellular function and of exerting a regulating action which is specific and potent in the growth of the target cells.
Page 77, first indentation:
The results of the most recent research clearly indicate that further future progress will occur through the unveiling of the various mechanisms through which the growth factors control the expression of the oncogenes and these in turn control the expression of the growth factors.
End of page124:
In spite of the biological interest of this class of proto-oncogenes, no growth factor has been so far demonstrated to structurally be involved in genetic lesions of human tumors.
Page 77:
...identified 20 viral oncogenes, each of them possesses a counterpart of normal cells. The expression of these genes in normal cells does not translate into the development of a neoplasia. The alteration of the proto-oncogenes can result in the development of a malignant cell.
Page 77:
In the future, dozens of genes that today are unknown will be identified. Those genes will be useful to perfect our knowledge in the intricate process of cellular regulation and differentiation.
Beginning of page 124:
Multiple experimental evidence has confirmed that neoplastic transformation, as

shown to activate both pathways. In this study, we have compared the ability of HGF and IGF-I to activate PI3K and MAPK/ERK in i28 myogenic cells.
We find that, although the two stimuli result in comparable recruitment of the p85alpha subunit of PI3K into complexes with tyrosine-phosphorylated proteins, the p85beta regulatory subunit and p110alpha catalytic subunit of PI3K are preferentially recruited into these complexes in response to IGF-I. In agreement with this observation, IGF-I is much more potent than HGF in stimulating phosphorylation of Akt/PKB, a protein kinase downstream of PI3K.
In contrast, MAPK/ERK phosphorylation was higher in response to HGF and lasted longer, relative to IGF-I. Moreover, the specific PI3K inhibitor, Wortmannin, abolished MAPK/ERK and Elk-1 phosphorylation in HGF-treated cells, suggesting the requirement of PI3K in mediating the HGF-induced MAPK pathway. UO126, a specific MAPK pathway inhibitor, had no effect on PI3K activity or Akt phosphorylation, implying that at least in muscle cells, the MAPK/ERK pathway is not required for HGF-induced PI3K activation.
These results provide a biochemical rationale for the previous observations that HGF and IGF-I have opposite effects on myogenic cells, consistent with studies linking PI3K activation to differentiation and MAPK/ERK activation to proliferation in these cells.
Moreover, the finding that PI3K activity is required for HGF-induced MAPK activation suggests its additional role in proliferation, rather than exclusively in the differentiation of adult myoblasts. The molecular system described here is: PI3K, MAPK, ERK, HGF, IGF-1, p85 alpha ha subunit of PI3K p85 beta subunit, p110 alpha catalytic subunit of PI3K, Akt/PKB, UO126.

29. Bonadonna G., Robustelli G., "Medicina Oncologica" Ed. Masson, Milan, 1999.
30. Stein, J.H., "Internal Medicne", Italian Edition. Ed. Momento Medico, Milan, 1995.
31. From the treatise "Medicina Oncologica", Bonadonna G., Rubustelli G., Milan, 1999.
    Page 5:
    The main cause of tumor consists in alteration of the genome at the level of the expression or function of genes that act to control growth and cellular differentiation.
    The model that is most interesting today: cells within a clone (that is, coming from one single cell) undergo consecutive genetic variations that cause the genome to malfunction and confer to its phenotype characteristics that are favorable to proliferation.
    Page 5 beginning:
    The numerous changes in genes cause the cells to proliferate ever more, as in a niche in the host tissue.
    Page 5 line 17:
    The biochemical mechanisms of oncogens to transform cells are still little known. It is believed that one single oncogene is not sufficient to entirely transform a cell. But a polyphasic process where more oncogens participate is necessary. The

induce cell growth inhibition, we used Cpd 5 as a tool to examine its effects on the activity of CREB (cAMP response element-binding protein) transcription factor in Hep3B human hepatoma cells.

We found that CREB activity, including its DNA binding ability and phosphorylation on residue Ser-133, was strongly inhibited by Cpd 5, followed by suppression of CRE-mediated transcription of cyclin D1 and Bcl-2 genes.

Cpd 5-mediated suppression of CREB phosphorylation and transcriptional activity was antagonized by mitogen-activated protein kinase kinase inhibitors PD 98059 and U-0126, implying that this inhibition of CREB activity was regulated at least in part by the ERK pathway.

The phosphorylation of ribosomal S6 kinase (pp90(RSK)), a CREB kinase in response to mitogen stimulation, was also found to be inhibited by Cpd 5 action. This inhibition of pp90(RSK) phosphorylation is likely the result of its increased association with CREB-binding protein (CBP), which subsequently caused inhibition of CREB phosphorylation and activity.

To support the hypothesis that Cpd 5 effects on Cdc25A inhibition with subsequent ERK activation could cause CREB inhibition, we examined the effects of Cdc25A inhibition without the use of Cpd 5. Hep3B cells were transfected with C430S Cdc25A mutant, and ERK was found to be phosphorylated in a constitutively activated manner, which was accompanied by decreased CREB phosphorylation and increased recruitment of CBP to pp90(RSK).

These data provide evidence that CBP.RSK complex formation in response to persistent ERK phosphorylation by Cpd 5 down-regulates CREB activity, leading to inhibition of both cAMP response element-mediated gene expression and cell growth.

Here the cascade is:

Cod 5 Cdc25A(ERK) CREB Ser-133, syclin D1 Bcl-2 PD 98059 and U-0126 S6 kinase pp 90(RSK), CBP, C430S Cdc25A cAMP. Let us examine another element of the first cascade, for example MAPK(mitogen-activated protein kinase), but inserted in another molecular sequence as, for example, in "Differential regulation of the phosphoinositide 3-kinase and MAP kinase pathways by hepatocyte growth factor vs. insulin-like growth factor-I in myogenic cells". Halevy O, Cantley LC. Exp Cell Res. 2004 Jul 1; 297(1):224-34.

Hepatocyte growth factor (HGF) promotes the proliferation of adult myoblasts and inhibits their differentiation, whereas insulin-like growth factor I (IGF-I) enhances both processes. Recent studies indicate that activation of the phosphoinositide 3-kinase (PI3K) pathway promotes mytoblast differentiation, whereas activation of the mitogen-activated protein kinase/extracellular signal-regulated protein kinase (MAPK/ERK) promotes proliferation and inhibits their differentiation.

This simple model is confounded by the fact that both HGF and IGF-I have been

phosphatase Cdc25A, inhibits Hep3B human hepatoma cell growth.
We now show that hepatocyte growth factor (HGF), a hepatocyte growth stimulant, can strongly enhance Cpd 5-induced growth inhibition in Hep3B cells, and this enhancement in cell growth inhibition is correlated with a much stronger ERK phosphorylation when compared to cells treated with Cpd 5 or HGF separately.
We found that HGF/Cpd 5-induced ERK phosphorylation and cell growth inhibition were mediated by Akt (protein kinase B) pathway, since combination HGF/Cpd 5 treatment of Hep3B cells inhibited Akt phosphorylation at Ser-473 and its kinase activity, which let to the suppression of Raf-1 phosphorylation at Ser -259.
The suppression of Raf-1 Ser-259 phosphorylation caused the induction of Raf-1 kinase activity, as well as hyper-ERK phosphorylation. Transient transfection of Hep3B cells with dominant negative Akt c-DNA further enhanced both Cpd 5 -and HGF/Cpd 5-induced ERK phosphorylation, while over-expression of wild-type Akt C-DNA diminished their effects. In contrast, HGF antagonized the growth inhibitory actions of Cpd 5 on normal rat hepatocytes, thus showing a selective effect on tumor cells compared to normal cells.
Our data suggests that Akt kinase negatively regulates MAPK activity at the Akt-Raf level.
Suppression of Akt activity by either combination HGF/Cpd 5 treatment or by dominant negative Akt c-DNA transfection antagonizes the Akt inhibitory effect on Raf-1, resulting in an enhancement of Cpd 5-induced MAPK activation and cell growth inhibition. (c)2004 Wiley-Liss, Inc.

This complex study is in turn part of a network of other enzymatic and molecular cascades, each of them includes every element of the system described.
In simple words, a protein or an enzyme can be a ring of the chain examined, as well as that of other hundreds of chains that include its function and that "go through" that ring, Cpd 5, Cdc25A, ERK, Ser-473, Akt Raf-1, Ser-259, MARK are the constituting elements of the above-mentioned molecular cascade, but each of them is also part of other cascades.
So for example as the study shows for ERK(extracellular signal-regulated kinase): "Persistent ERK phosphorylation negatively regulates cAMP response element-binding protein (CREB) activity via recruitment of CREB-binding protein to pp9ORSK."
Wang Z, Zhang B, Wnag M, Carr BI. J Biol Chem. 2003 Mar 28; 278 (13): 11138-44. Epub 2003 Jan 22.
Compound 5 (Cpd 5) or 2-(2-mercaptoethanol)-3-methyl-1, 4-naphthoquinone, is an inhibitor of protein phosphatase Cdc25A and causes persistent activation of extracellular signal-regulated kinase (ERK) and cell growth inhibition.
To study the mechanism(s) by which persistent ERK phosphorylation might

certainty what their soul is". J. Locke "Saggio sull'intelligenza umana", Italian Edition Ed. Laterza, Bari, 1988, page 613. In the meantime, however, Locke exorts us to prudence in judgement and warns against allowing oneself to be dragged into positions that are too rigidly extreme.

Chapter2

18. Victor Von Weiszäcker,"Philosophy of Medicine",Italian Edition.Ed.Guerini,Milan, 1990,page73.
19. R.Decartes,"Discorso sul metodo",Italian Edition.Laterza Editiore,Bari,2001,page23.
20. D.Hume,"Treatise on Human Nature",Italian Edition. Bompiani,Bari,1987,page45.
21. M.Heidegger,cit.page208.
22. Aristotle,"Organon",Italian Edition.Ed.Adelphi,Milan,2003,page375.
23. A.Schopenauer,"II mondo come volantà e rappresantazione", Italian Edition.Ed. Laterza,Bari,2004,page 151.
24. I Kant,cit.page316.
25. - Noam Chomsky,"Understanding Power" Italian Edition. Ed.Marco Troppa, Milan, 2002, page 355.
    -A. Schopenauer, cit. page 59.
26. -Aristotle, "Organon", page 342." ...better is the demonstration based on a smaller number of elements". Aristotle, "Organon", page 343.
    -J. Lock," Essay on Human Intelligence", Italian Edition.Bari, 1988, page 433.
    -D. Hume," Treatise on Human Nature", cit. page 296.
    - I. Kant,"Critique of Pure Reason",cit.page 13.
    - A. Schopenauer, cit. page 95.
    - Karl Popper,"Logica della scoperta scientifica",Italian Edition.Ed. Einaudi,Torino, 1970,page XXVIII.
    -"Maybe you will not accuse me of arrogance if you take into account the fact that,since there is only one truth for each question, he who discovers it knows as much as it is possible to know",Descartes,"Discorso sul metodo", Ed.Laterza,Bari,2001,page29"On the other hand, an argument is clear and evident ...if it is closed in such a way as not to make any question necessary ..."(ibid., page 636).
27. http://www.vectorsite.net/v2004m10.html#m3.
28. Any recent work on any molecule, protein or enzyme can be consulted. Thousands are available. For example, let us consider HGF(hepatocyte growth factor.) Here is the extract from an article:
    "Hepatocyte growth factor enhances protein phosphatase Cdc25A inhibitor compound 5-induced hepatoma cell growth inhibition via Akt-mediated MAPK pathway."
    Wang Z, Wang M, Carr Bl. J Cell Physiol. 2004 Nov 8.
    We have previously shown that Compound 5 (Cpd 5), an inhibitor of protein

least at the technically philosophical level, the Aristotelian doctrine of soul as substantial form of the body..

12. U.Bianchi,"La soteriologia del Cristianesimo",Ed.Nuova Cultura, Rome,1992,page70.
13. Helmut Von Glasenapp,"Filosofia dell'India",Italian Edition, Soc.Ed. Internaz. Turin,1988,p.53.
14. The res cogitans (thought) and res extensa (matter) are defined as model attributes which, in a revision of the finite's ontological statute, are reduced to modes of substance considered in its indivisibility. Indivisibility does not mean empirical inseparability of the single bodies or indistinguishability of the single minds.

    It means homogeneity of nature and interdependence of the final forms (modes) in which the substance multiplies and produces itself. Therefore the distinction and bodies and minds is not a real but modal, hence the negation of the existence of a plurality of spiritual and corporeal substances. Our mind, therefore, totally consists in the presentation of states of the body - especially of the brain, which remains an irreplaceable means of the knowledge that the mind has of the world and of itself, in the acquisition of a certainty or awareness by the idea represented by the notion that in any case the mind cannot be uncoupled from the body.
15. B.Spinoza,Ethics,Italian Edition.Editori Riuniti,Rome,1988,page314.
16. In this light, as any substantial distinction between spirit and body becomes captious, and as it is absolutely impossible to find in which way one or the other might have ontological autonomy, Spinoza marks the end of the parabola of the dualistic conception of the soul.

    This parabola had its last champion in Descartes, who was however forced to somehow explain the fact demonstrated by experience that "my soul is joined in a particular way to a particular body" with solutions patched together through interventions of pineal glands and animal spirits that convinced nobody". ...he (Descartes) conceived the mind so distinct from the body," Spinoza thought, "that he could not attribute any single cause either to this union or to the mind itself, but he felt it necessary to turn to the cause of the whole universe, that is, to God." (cit., p. 293).
17. For example, in the physician and philosopher B. Mandeville we find hesitations which have no consequence at all on his way of thinking. In the Treatise on Hypochondria first he clearly undertakes a way of reasoning that both in the postulations and in the conclusions is based on the identity of soul and body. Then, as it comes to the end, he takes his distance, he hesitates and in short he suspends a solution already taken for granted: "I have no intention of engaging in disputes concerning the soul". Bernard Mandeville, George Olms Verlag, 1981, Hildesheim-New York.

    Another philosopher and physician, J. Locke, takes instead a more precise position and states: "Those who consider how it is difficult to reconcile (...)existence with anything that has no extension, confess to be very far from knowing with

脚注

Chapter1

1. Cardinal Joseph Ratzinger – Rome, Friday March 25,2005. http://www.signoraggio.altervista.org/
2. (G.W.F.Hegel Fenomenologia dello spirito,Italian Edition,Ed.Nuova Italia, Florence, 1973,page13.
3. I.Kant,Critique of Pure Reason,Italian Edition.Laterza,Bari,1996,page341.
4. (G.W.F.Hegel,Scritti teologici giovanili,Italian Edition. Guida, Naples, 1972,page500.
5. Leaving aside further and more detailed specifications concerning general pathology.
6. A. Salmanoff, Segreti e saggezza del corpo, Italian Edition. Bompiani, Milan, 1963, page 160.
7. A.Saimanoff,Segreti e saggezza del corpo.
8. D.Garcia,Fondamenti di bioetica,Ed.San Paolo,Milan,1993,page13.
9. Martin Heidegger Essere e tempo,Italian Edition.Longanesi,Milan,1971,page214.
10. http://www.filosofico.net/biga.html
11. We are witnessing a net separation between body and soul, in the name of a vision of degraded matter which is not similar at all to the beauty of a spiritual part, moved by divine command and cosmic needs to inform the lower level of its intelligence. The doctrine of purity and simplicity of the soul, similar to the ideas as described in Fedone, in reality does not reconcile with its development by Plato in The Republic.

    Here, the tripartite division into reason, spirit and appetite consists in a different perspective, generating in itself a dichotomy in the interpretation of Platonic thought.

    The position of the spirit in Gnosticism is instead well-defined. Here we assist in a real dichotomy or trichotomy in the human being; here the spirit, pneuma, is the divine spark, prisoner in a body, while the spirit, the psyche is an inferior entity, and the body is all in the realm of the demiurge, inferior creator of this world.

    The image - rather the Neo-Platonic concept of a fall of souls and of their estranging from nous (mind) was present in some fringes of Christian thought, as in Origen and others, while in some Semitic Christian environments, the idea of a sleep of the soul with the body while waiting for resurrection was spread.

    Christian orthodoxy remained mid-way between, admitting that soul and body could be separated and therefore a liberation from the body's miseries while affirming a temporariness and unnaturalness of such state while waiting for resurrection.

    In the theoretical formulation of the concept of soul of later Christian writers, it is possible to see both Neo-Platonic tradition and, in more lasting form and at

がんは真菌(しんきん)

2022年8月2日　初版第1刷

著　者――――――トゥリオ・シモンチーニ
訳　者――――――笠井節子
発行者――――――松島一樹
発行所――――――現代書林
〒162-0053　東京都新宿区原町3-61　桂ビル
TEL／代表　03(3205)8384
振替00140-7-42905
http://www.gendaishorin.co.jp/

デザイン――――――鈴木知哉（nonburu）
カバー・本文写真――Kateryna_Kon、dbrnjhrj、scaliger、Jievani
Patryk Kosmider、zwiebackesser、Delphotostock

印刷・製本　（株）シナノパブリッシングプレス
乱丁・落丁本はお取り替えいたします。

定価はカバーに
表示してあります。

本書の無断複写は著作権法上での例外を除き禁じられています。購入者以外の第三者による
本書のいかなる電子複製も一切認められておりません。

ISBN978-4-7745-1952-4 C0047